FABULEUX ABDOS

Anita Bean

Programme de six semaines

FABULEUX ABDOS

VIGOT

Si vous avez des problèmes de santé, êtes sous traitement ou en convalescence, ou si vous n'avez pratiqué aucune activité physique depuis plus d'un an, nous vous conseillons de consulter votre médecin avant de commencer tout programme d'entraînement.

Bien que rédigés dans un souci d'exactitude, les conseils et les informations figurant dans ce livre ne sont fournis qu'à titre indicatif et ne doivent en aucun cas remplacer une consultation médicale spécialisée. L'auteur et les éditeurs ne peuvent être tenus légalement responsables des blessures occasionnées par la réalisation des exercices ou l'utilisation des informations présentées dans le livre, qui relèvent de la seule responsabilité du lecteur.

Traduit de l'anglais par Frédérique Bath M'Wom

ISBN 978-2-7114-1801-5 – dépôt légal : janvier 2006
Imprimé en Chine par Media Landmark Investments Ltd, Hong-Kong, en mai 2007

Sommaire

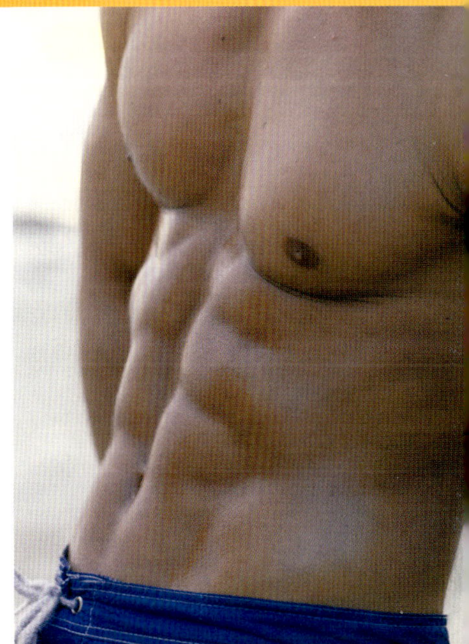

Introduction

Quelle est la première chose que vous remarquez quand vous voyez un beau corps sur la plage ou à la piscine ? Le maillot ? Le bronzage ? Non – Il y a tout à parier que ce sont ces abdos en béton qui attirent votre regard. Ils sont sexy, vous ne trouvez pas ? Et le signe d'un corps sain.

Soyons honnêtes : un ventre plat, c'est ce dont tout le monde rêve. Non seulement c'est beau, mais c'est aussi le reflet d'un corps dont on prend soin. Plus que toute autre partie de votre corps, il en dit long sur votre mode de vie. Il révèle que vous vous souciez de votre apparence, que vous surveillez votre alimentation et que vous faites du sport. Conclusion : une ceinture abdominale tonifiée est un devoir.

Avec des abdos en forme, on paraît plus grand, plus élégant et plus confiant. La posture s'améliore du fait que des abdominaux renforcés veillent au bon alignement des épaules, des hanches et du dos. On a l'air plus détendu. Pas besoin de cacher le ventre sous un long pull, pas de problème pour boucler la ceinture. Si vos abdos sont fermes, vous pouvez porter pratiquement tout ce que vous voulez, sans crainte qu'un bouton ne saute.

Mais le renforcement des abdominaux joue également un rôle important dans la prévention des problèmes lombaires. Ces muscles stabilisent en effet le bassin et le torse, qui eux-mêmes soutiennent le dos.

Alors comment avoir des abdos fabuleux ?

Contrairement à la musculation du thorax et des bras, essentiellement basée sur le travail avec des poids lourds, le renforcement de la ceinture abdominale est le fruit d'un entraînement bien pensé et d'une alimentation intelligente.

Et c'est justement tout l'objet de ce livre. Il vous propose un programme d'entraînement en six semaines, ciblé sur les abdominaux. Il repose sur une stratégie en trois volets : les exercices de travail des abdos les plus efficaces, un entraînement cardiovasculaire pour brûler les graisses et un délicieux plan alimentaire qui stimulera votre métabolisme et chassera la graisse.

En fait, tout le monde a la fameuse tablette de chocolat. Le problème, c'est qu'elle est dissimulée sous une couche de gras. Dans six semaines, vous serez fier de vos abdominaux. Et qui sait ? C'est peut-être sur vous que les regards se tourneront cette année sur la plage.

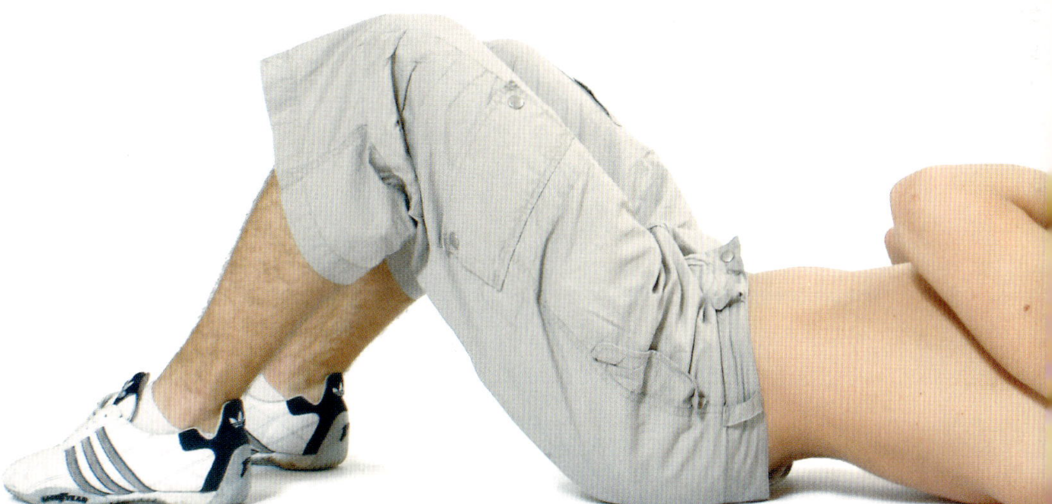

Compte à rebours

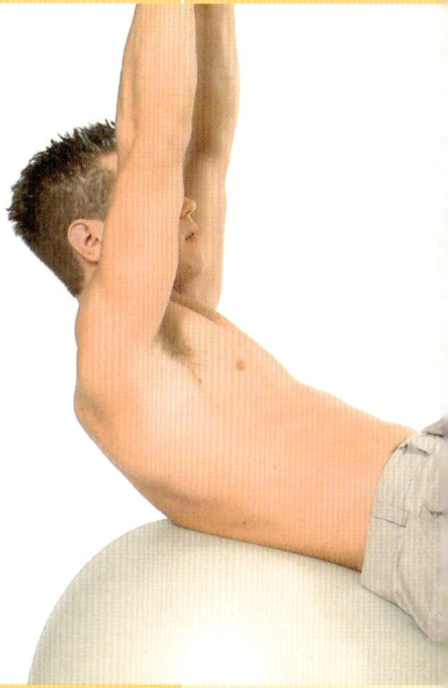

Les exercices de travail des abdos présentés dans ce livre durent moins de NEUF MINUTES. Oui, vous avez bien lu : ils ne vous demanderont que neuf petites minutes de votre temps chaque jour – c'est moins de temps qu'il n'en faut pour avaler un sandwich ! Pendant ce temps, vous réaliserez une série d'exercices ciblés sur vos abdominaux. Et chaque semaine, vous changerez d'exercices pour aller plus loin et – c'est essentiel – laisser l'ennui au vestiaire.

Le programme prévoit en outre 20 minutes d'entraînement cardiovasculaire cinq fois par semaine. Objectif : brûler les graisses et faire passer votre métabolisme à la vitesse supérieure. Ajoutez à cela un plan alimentaire adapté et vous arborerez vite les plus beaux abdos de votre vie. Alors qu'est-ce qu'on attend ?

Vos abdos

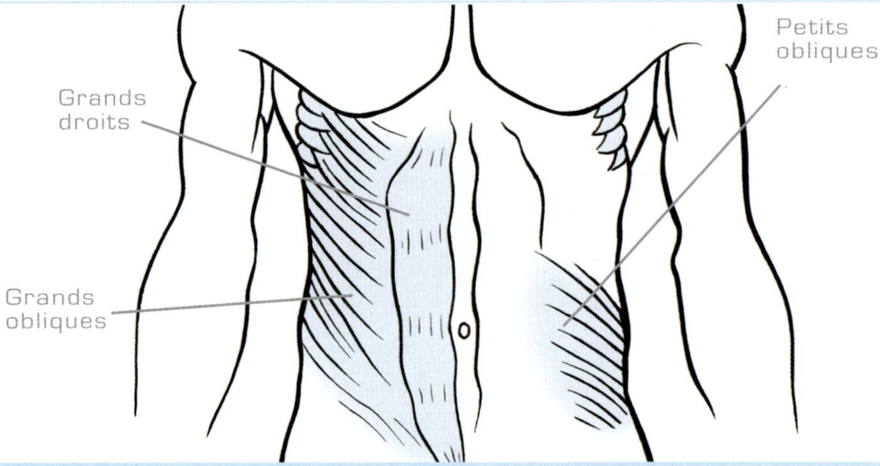

Les muscles abdominaux

Les abdominaux se composent de quatre muscles séparés, qui soutiennent et participent au mouvement du torse :

1. Les **grands droits** (la « tablette de chocolat »), les muscles longs et fins qui s'étendent verticalement des côtes inférieures au pubis. Ils permettent la flexion avant du torse de manière que la cage thoracique se rapproche du bassin.
2. Les **grands obliques**, qui couvrent la partie avant et latérale de l'abdomen et s'étendent en diagonale des côtes inférieures au bassin, en formant un V. Ils permettent la flexion latérale du tronc, ainsi que sa rotation en direction opposée en cas de flexion vers l'avant.
3. Les **petits obliques**, situés directement sous les grands obliques, mais dirigés dans le sens contraire pour former un V inversé. Ils contribuent à la flexion avant du torse, permise par les grands droits, et à sa rotation vers le côté auquel ils sont rattachés.
4. Les **transverses**, enveloppe plate de muscles située sous les grands droits qui part de la partie inférieure de la colonne vertébrale et traverse le torse. Ils entourent et sont fixés aux côtes, aux abdominaux et au bassin. Ils constituent une sangle musculaire qui soutient les viscères.

Core training

Pour avoir des abdos en béton, vous devez renforcer votre torse ou votre « noyau » (core en anglais). Ce programme d'entraînement de six semaines se concentre sur le développement de la stabilité et de la force du tronc en faisant appel aux principes éprouvés du core training.

Qu'est-ce que le core training ?

Le core training repose sur l'idée qu'en faisant travailler les muscles qui entourent le torse, le bassin et la colonne vertébrale – en particulier les transverses et le multifide lombaire situé dans le bas du dos, on peut renforcer la stabilité de l'ensemble du corps. Les muscles du tronc agissent comme une ceinture naturelle qui stabilise le bassin et soutient le torse. Tous les mouvements partent – ou devraient partir - des muscles transverses. Or, beaucoup d'individus ne contrôlent plus ces muscles en raison d'un manque d'activité. Résultat : ils adoptent une mauvaise posture, souffrent de problèmes de dos et affichent de médiocres capacités de mouvement.

Quels sont les avantages du core training ?

Les exercices classiques ont un impact limité sur la force du tronc, car ils ne font pas travailler les muscles stabilisateurs de ce dernier. En renforçant votre tronc et en apprenant à faire intervenir vos transverses, vous stabiliserez votre bassin, améliorerez votre équilibre et adopterez une meilleure posture grâce à un alignement adéquat de votre corps. Cela vous aidera aussi à accroître vos performances dans d'autres sports, à prévenir les blessures et à renforcer la partie inférieure de votre dos – ainsi qu'à tonifier votre ventre. Les exercices destinés à renforcer et stabiliser le tronc permettent d'augmenter la puissance de l'ensemble du corps.

Comment faire ?

Il existe de nombreux exercices qui améliorent la stabilité du tronc. La méthode Pilates est l'une des approches les plus connues en la matière. Dans d'autres programmes, on s'entraîne sur une base instable, comme un ballon d'exercice, ce qui sollicite plus fortement les muscles profonds du tronc et le système moteur du fait qu'il faut constamment se stabiliser sur le ballon qui roule.
Notre programme d'entraînement prévoit des exercices sur un ballon afin de faire travailler les muscles du tronc. Son idée maîtresse est de renforcer le tronc, d'améliorer l'équilibre et de développer une bonne posture.

La bonne posture

Voici comment trouver votre posture neutre, où les articulations sont correctement alignées les unes par rapport aux autres : pieds écartés de la largeur des hanches, genoux détendus, laissez retomber les épaules, allongez la colonne vertébrale et le cou – imaginez qu'une corde attachée au sommet de votre tête vous tire vers le plafond. Contractez les muscles abdominaux en amenant le nombril en direction de la colonne. Ajustez l'inclinaison du bassin de manière à ce qu'il soit en position neutre. Vous devez pouvoir tracer une ligne verticale de vos épaules à vos hanches et vos pieds.

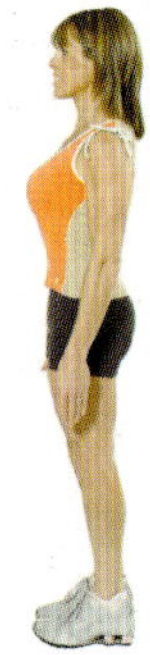

Conseils pour les exercices

Côtes et hanches à l'unisson

La fonction des abdos est de mouvoir les hanches et la cage thoracique dans un mouvement simultané. Pour chaque exercice, imaginez que votre cage thoracique et votre bassin bougent ensemble. Ne vous souciez pas de l'amplitude du mouvement – c'est sa direction qui importe.

De la lenteur avant tout

Effectuez chaque mouvement lentement et de manière contrôlée afin d'accroître l'intensité de la contraction et de limiter le risque de blessure. L'une des erreurs les plus courantes est d'exécuter les mouvements trop rapidement en pensant que cela fera fondre la graisse. C'est faux : les mouvements rapides génèrent une impulsion excessive et réduisent l'efficacité de l'exercice.

Adoptez le S

Veillez à tout moment à ce que votre colonne vertébrale forme un alignement neutre en adoptant la forme naturelle en S. Même si la colonne est en flexion pendant la plupart des exercices, gardez le cou, la tête et les épaules alignés. Ne pointez pas votre menton vers la poitrine : imaginez que vous tenez une pomme sous le menton. Cette position neutre distribue la charge plus uniformément et réduit la pression subie par les vertèbres et les disques de la colonne.

Allez jusqu'au bout

Essayez de réaliser chaque exercice avec une amplitude de mouvement maximum, en tirant vraiment sur les muscles.

Respirez bien

Inspirez pendant les phases de relaxation des mouvements (plus faciles) et expirez pendant les phases de contraction des mouvements (plus difficiles).

Travaillez un jour sur deux

S'entraîner un jour sur deux est suffisant. Travailler plus souvent ne donne pas forcément de meilleurs résultats, mais peut en revanche provoquer surentraînement et blessures. Si vos abdos sont encore douloureux, il est inutile de les solliciter de nouveau.

Les répétitions

Le nombre de répétitions que vous pouvez exécuter dépend de l'intensité de la contraction des abdos à la fin de chaque mouvement. Il vaut mieux effectuer des mouvements lents et intenses bien contrôlés en maintenant chaque contraction pendant deux secondes que d'exécuter un plus grand nombre de répétitions à la hâte. Référez-vous aux fourchettes de répétitions indiquées dans le descriptif des exercices. Si vous en faites plus, essayez de ralentir le mouvement pour augmenter la difficulté. Quand vous sentez que vous avez mal (à ne pas confondre avec la vraie douleur), passez à l'exercice suivant.

La clef du succès : la variété

Nous vous conseillons d'inscrire à votre programme des exercices variés de manière à cibler toutes les zones et à éviter que vos muscles ne s'habituent trop aux mêmes mouvements : quelques exercices de crunch (relevé de buste) pour la région supérieure, quelques exercices de crunch inversé pour la région inférieure et de légers mouvements de rotation pour les obliques. Les six entraînements proposés dans ce livre font travailler l'ensemble de la zone abdominale.

FAQ – *questions fréquentes*

J'ai toujours pensé que le crunch au sol était le meilleur exercice pour les abdos. Est-ce vrai ?

Nous ne recommandons pas le crunch classique avec les pieds bloqués dans ce programme, car il peut exercer une pression sur le bas du dos et aggraver les douleurs dorsales du fait que le muscle psoas, un fléchisseur de la hanche rattaché aux quatrième et cinquième vertèbres lombaires, intervient dans le mouvement (même si les genoux sont pliés). Quand vous relevez le thorax vers les hanches en partant d'une position couchée, ce sont les fléchisseurs des hanches qui font le gros du travail au début. Les abdominaux ne se contractent que dans la dernière partie du mouvement. Donc, non seulement le mouvement est largement inefficace pour les abdos, mais, en plus, il peut appliquer une contrainte à la partie inférieure du dos. Gardez les genoux légèrement pliés et les pieds libres pour réduire au minimum le travail des fléchisseurs des hanches pendant les exercices.

Le travail des abdominaux peut-il aggraver ou atténuer les problèmes de dos ?

Des abdominaux faibles s'accompagnent souvent de problèmes de dos. Si des muscles mous sont trop tirés avec les fléchisseurs des hanches tendus (reliant le fémur aux vertèbres inférieures), le bassin peut avoir tendance à se courber vers l'avant (lordose). Il en résulte une cambrure excessive du bas du dos pouvant entraîner des douleurs dorsales. S'ils sont fermes, les abdominaux soutiennent et stabilisent le bassin et le bas du dos. En renforçant ces muscles (et en étirant les fléchisseurs des hanches), vous éliminerez la cambrure excessive du bas du dos, adopterez une bonne posture et limiterez les douleurs dorsales.

Mon entraînement sera-t-il plus efficace avec un appareil pour abdos ?

Même s'il n'y a rien à redire à la plupart des appareils pour abdos, qui, dans les premiers temps, vous aident à adopter la bonne position, vous obtiendrez de très bons résultats (voire meilleurs) avec les exercices de base qui ne demandent rien de plus que le sol et un ballon d'exercice. Exécutez correctement les exercices en contrôlant les mouvements, suivez les conseils des pages 4 et 5 et économisez votre argent !

Pourquoi certaines personnes ont-elles des abdos en tablette de chocolat alors qu'elles ne font pas d'exercices pour cela ?

Certains chanceux arborent des abdos fermes alors qu'ils ne les font pas spécifiquement travailler. Cela est dû à un taux de masse graisseuse exceptionnellement bas généralement obtenu par une activité physique plus globale. Nous avons tous la fameuse tablette de chocolat. Le problème vient de la couche de gras qui la recouvre. Pour que les abdos deviennent visibles, le pourcentage de masse graisseuse doit passer sous la barre des 12 % pour les hommes et des 18 % pour les femmes, niveaux inférieurs à la moyenne. Travailler les abdominaux ne donne pas automatiquement droit à la tablette de chocolat, mais permet de les tonifier et de les remodeler. Il faut également éliminer la graisse par l'activité physique et une alimentation adaptée (p. 44-51 et 62-80).

Bien que je fasse beaucoup d'exercices de musculation des abdominaux, j'ai toujours du ventre. Comment faire pour avoir un ventre plat ?

Il s'agit d'un problème courant. Un ventre protubérant est souvent le résultat de la combinaison de plusieurs facteurs : mauvaise posture, exécution incorrecte des exercices comme le crunch, absence de travail des muscles transverses, cette couche plate de muscles située sous les grands droits. Pour y remédier, rentrez doucement votre nombril vers la colonne pendant tous les exercices, en aplatissant plutôt qu'en écrasant votre ventre. Faites les exercices ciblant spécifiquement les transverses, comme la planche (p. 19), la bascule du bassin (p. 11), l'extension des jambes au sol (p. 24) ou les ciseaux (p. 38). Utilisez également un ballon d'exercice pour faire travailler les muscles du tronc et améliorer votre posture. Même en dehors des séances d'entraînement - quand vous êtes assis, debout ou en train de marcher - efforcez-vous de garder les hanches en position neutre en contractant les transverses.

Je m'entraîne régulièrement, mais je n'arrive pas à me débarrasser de mes poignées d'amour. Quelques conseils ?

Ces satanées poignées d'amour sont en fait des amas de graisse. On ne peut pas éliminer la graisse de manière sélective de cette partie, ni d'aucune autre partie du corps. Mais vous pouvez diminuer votre masse graisseuse générale et booster votre métabolisme en pratiquant régulièrement des exercices cardiovasculaires et en surveillant votre apport en calories. Essayez notre programme d'entraînement cardiovasculaire (p. 44-51), suivez notre régime (p. 62-80) et vous verrez fondre vos poignées d'amour.

Quels résultats puis-je réellement espérer en seulement six semaines ?

Ce programme d'entraînement en six semaines a pour but de vous faire prendre de bonnes habitudes aussi bien sur le plan de l'alimentation que de l'entraînement. La vitesse à laquelle vous verrez les changements s'opérer dépend de l'état de vos abdos et de votre masse graisseuse au début du programme. Si vous vous entraînez déjà et que votre masse graisseuse n'est pas très importante, vos abdos deviendront visibles dès la fin de ce programme. Mais quel que soit votre niveau de départ, vous constaterez une amélioration notable de l'apparence et du tonus de votre ventre. Pendant ces six semaines, vous devriez perdre jusqu'à 6 kg de masse graisseuse (selon votre poids initial et votre objectif). Si vous voulez perdre plus, poursuivez le programme jusqu'à ce vous ayez atteint votre objectif.

Exercices

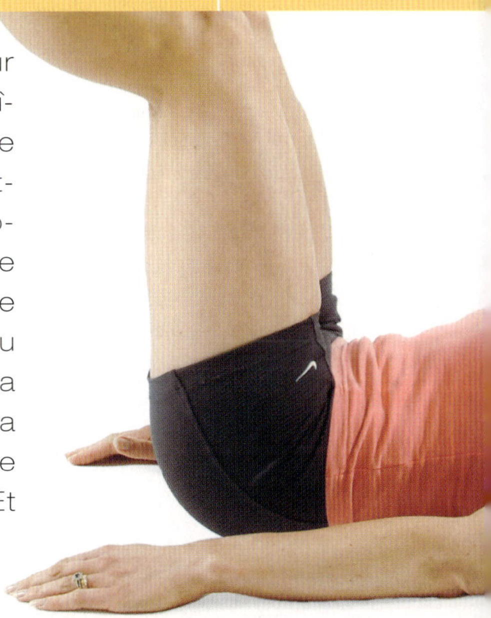

Ce programme en six semaines est intensif pour donner des résultats rapides. Il est divisé en six entraînements dont la difficulté augmente à mesure que les semaines avancent. Chaque entraînement s'attaque à toutes les parties de la musculature abdominale – la zone supérieure, les obliques et la zone inférieure – avec des exercices efficaces et variés. Le programme se concentre sur le renforcement du tronc – les muscles entourant le torse, le bassin et la colonne vertébrale – afin d'augmenter la force et la stabilité de l'ensemble du corps. Au final, votre posture sera meilleure et vos hanches mieux alignées. Et surtout, vous aurez un splendide ventre plat.

Vous pouvez programmer les séances à la fin de votre entraînement habituel (au club ou après votre séance de sport) ou à tout autre moment de la journée selon vos disponibilités. L'important est de vous entraîner trois fois par semaine. Chaque séance ne dure que neuf minutes. Ce n'est pas trop demander, non ?

Règles d'entraînement

- Chaque séance doit être répétée trois fois par semaine.
- Reposez-vous au moins un jour entre chaque séance.
- Essayez d'exécuter le nombre de répétitions recommandé ; sinon, faites au mieux de vos capacités.
- Si vous avez mal, reposez-vous, puis reprenez l'entraînement.
- Chaque séance est prévue pour durer neuf minutes.
- Si vous exécutez la séance en moins de neuf minutes, ralentissez vos mouvements, en vous concentrant sur la contraction des muscles et en maintenant cette dernière plus longtemps.
- Si certains exercices vous semblent trop difficiles, adaptez le mouvement pour le rendre plus facile ou remplacez-le par un exercice similaire auquel vous êtes plus habitué jusqu'à ce que vous vous soyez suffisamment renforcé.
- Concentrez-vous sur chaque mouvement, ne bâclez pas les exercices.
- Visualisez vos performances et vos objectifs : accrochez une photo de vous au mur ou sur votre frigo pour rester motivé.

Semaine 1

Objectif

L'objectif de la première semaine est de développer une puissance abdominale de base et de vous initier à une gamme d'exercices qui font travailler chaque zone de la région abdominale.

- Exécutez tous les exercices indiqués ci-dessous (série), puis répétez une fois la série.
- Reposez-vous 15 secondes entre chaque exercice et 30 secondes à la fin de la série.
- La séance ne doit pas durer plus de neuf minutes.
- Exécutez les exercices correctement (voir conseils p. 4-5)

Exercice	Répétitions
Bascule du bassin	15-20
Crunch croisé sur ballon	10-12
Planche latérale	5
Crunch	12-20

Bascule du bassin

Muscles cibles : grands droits (principalement inférieurs), transverses

Position de départ

1. Allongé sur le dos, mains sur les côtés. Pliez les genoux et posez les pieds à plat au sol. La cambrure du dos doit être naturelle.

Mouvement

1. Aplatissez le bas du dos en plaquant le creux des reins contre le sol. Les hanches doivent automatiquement remontrer vers la poitrine. Maintenez la position 5 secondes, puis revenez en position de départ.

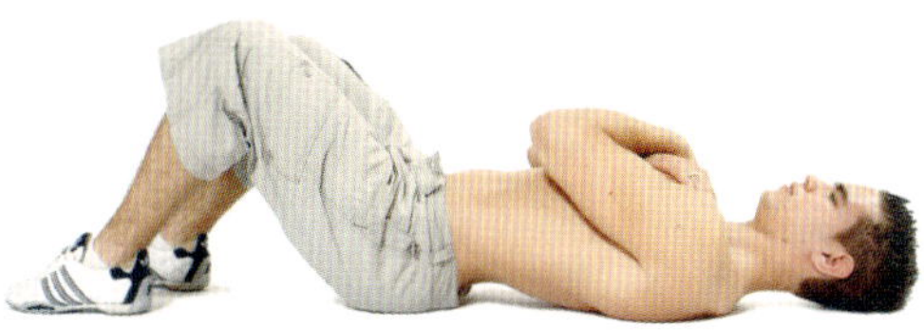

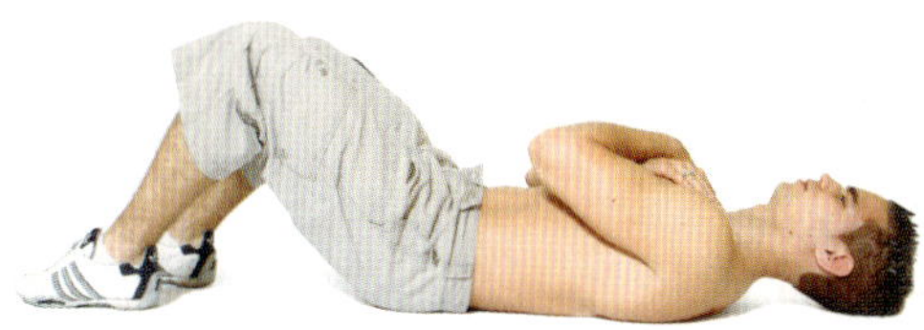

CONSEIL

Ce mouvement est assez subtil. Vous devez sentir vos abdos se contracter avant de maintenir la position.

Crunch croisé sur ballon

Muscles cibles : petits et grands obliques, grands droits

Position de départ

1. Allongé sur un ballon d'exercice, pieds au sol. Glissez vers l'avant jusqu'à ce que le bas du dos soit centré sur le ballon.
2. Placez les mains sur les tempes.

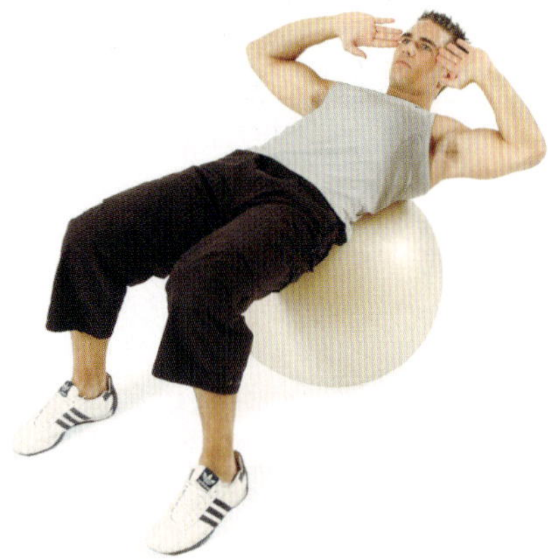

Mouvement

1. Soulevez doucement la partie supérieure du corps en amenant un coude vers le genou opposé.
2. Maintenez la contraction des obliques quelques instants avant de revenir en position de départ.
3. Répétez de l'autre côté.

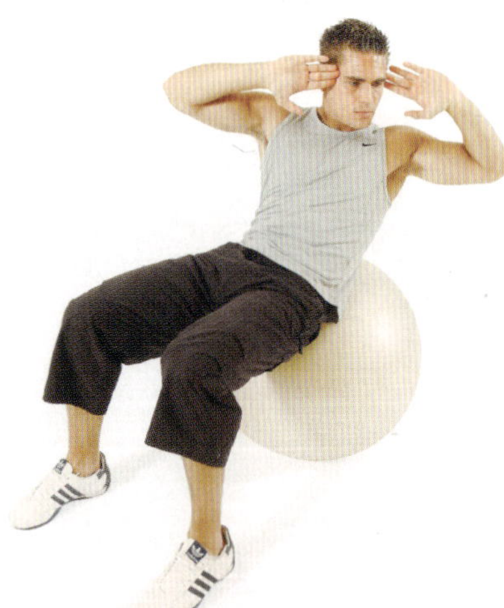

CONSEILS

- Levez l'épaule avant le coude.
- Ne tirez pas sur la nuque : utilisez les abdos et les obliques pour soulever et tourner le torse.

Planche latérale

Muscles cibles : obliques, transverses

Position de départ

1. Allongé sur le côté droit, en appui sur le coude, qui doit être au niveau de l'épaule.
2. Les jambes doivent être droites.

Mouvement

1. Décollez la hanche du sol de manière que seul l'avant-bras droit et la cheville droite soient en contact avec le sol.
2. Le corps doit former une ligne droite et la colonne présenter un alignement neutre.
3. Maintenez la position 5-10 secondes, puis revenez lentement en position de départ. Répétez 5 fois de chaque côté.

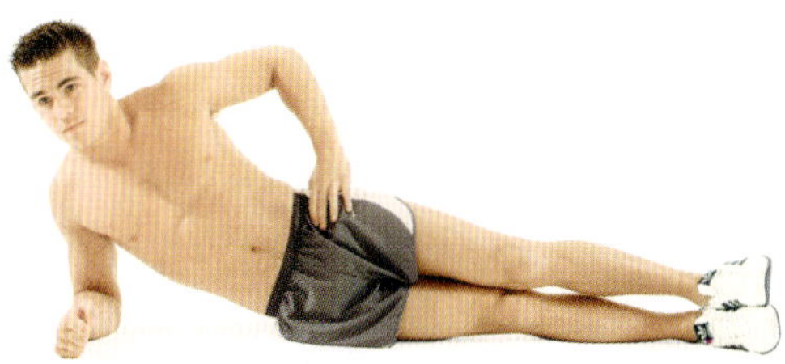

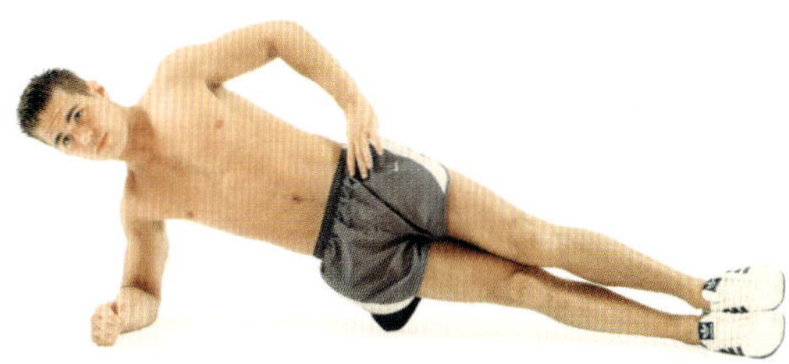

CONSEILS

- Levez les hanches aussi haut que possible sans basculer vers l'avant ou l'arrière.
- Ne basculez pas les hanches.
- La nuque doit rester en position neutre et alignée avec la colonne.

Plus difficile : prenez appui sur la main à la place de l'avant-bras. Vous pouvez tendre l'autre bras vers le plafond.

Crunch

Muscles cibles : grands droits (principalement supérieurs)

Position de départ

1. Allongé sur le dos, au sol ou sur un banc de musculation, genoux pliés au-dessus des hanches et chevilles serrées. Si vous travaillez au sol, vous pouvez poser les pieds sur un banc avec les genoux pliés à 90°.
2. Placez les mains sur les tempes ou croisez-les sur la poitrine.
3. Plaquez le bas du dos contre le sol ou le banc.

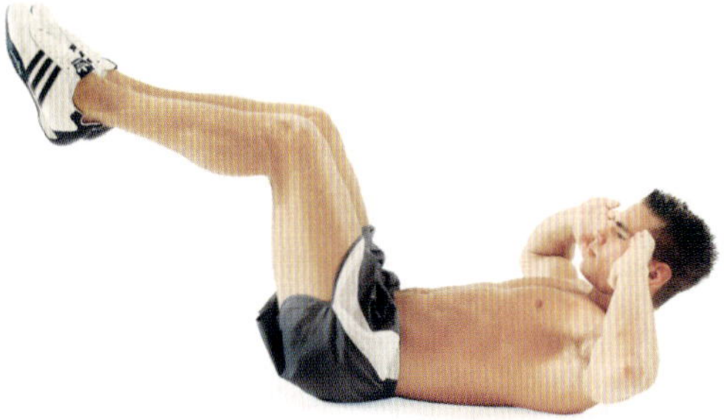

Mouvement

1. Décollez les épaules et la tête à la force des abdominaux. Vous ne devez vous soulever que de 10 cm et le bas du dos doit rester plaqué au sol ou contre le banc.
2. Maintenez cette position pendant 2 secondes.
3. Déroulez lentement le corps pour revenir en position de départ.

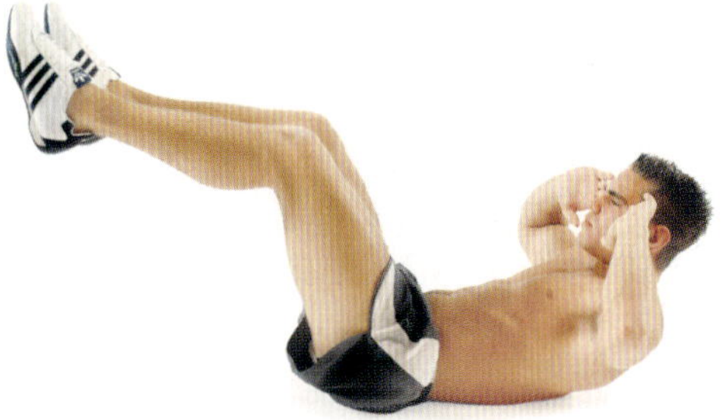

Plus facile : posez les pieds à plat au sol, genoux pliés à 60° environ ou croisez les bras sur la poitrine.

Plus difficile : exécutez le mouvement avec les jambes tendues vers le haut. Les bras étant devant vous, amenez-les vers les orteils en enroulant le dos, puis revenez lentement en position de départ.

CONSEILS

- Fixez-vous sur l'idée de rapprocher les côtes des hanches.
- Ne tirez pas la tête avec les mains – gardez les coudes ouverts et détendus.
- Expirez pendant que vous contractez les abdominaux.

Semaine 2

Objectif

Maintenant que vous connaissez les principaux exercices de travail des abdominaux et que vous commencez à bien contrôler ces muscles, vous êtes fin prêt pour attaquer de nouveaux exercices destinés à renforcer votre tronc. Écoutez votre corps et essayez d'exécuter chaque mouvement avec un maximum d'amplitude.

- Exécutez tous les exercices indiqués ci-dessous (série), puis répétez une fois la série.
- Reposez-vous 15 secondes entre chaque exercice et 30 secondes à la fin de la série.
- La séance ne doit pas durer plus de neuf minutes.
- Exécutez les exercices correctement (voir conseils p. 4-5)

Exercice	Répétitions
Crunch sur ballon	12 – 15
Crunch croisé	10 – 12
Regroupement sur ballon	10
Planche	1

Crunch sur ballon

Muscles cibles : grands droits (principalement supérieurs), transverses

Position de départ

1. Allongé sur un ballon d'exercice, pieds au sol. Glissez vers l'avant jusqu'à ce que le bas du dos soit centré sur le ballon.
2. Croisez les bras sur la poitrine ou, pour accroître la difficulté, placez les mains sur les tempes.

Mouvement

1. Levez doucement le torse en veillant à ne bouger que la partie supérieure du corps et en gardant le bas du dos plaqué contre le ballon.
2. Maintenez la position 2 secondes, puis redescendez.

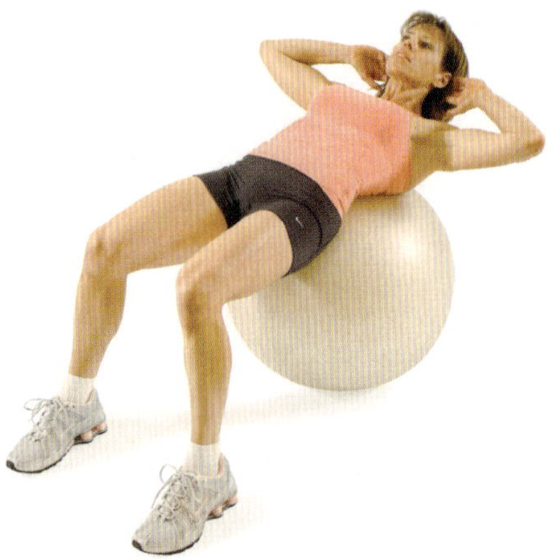

CONSEILS

- Revenez lentement en position de départ.
- Ne cambrez pas la partie supérieure du corps vers l'arrière et ne laissez pas la tête retomber sur le ballon.
- Pour accroître la difficulté, redressez-vous plus.

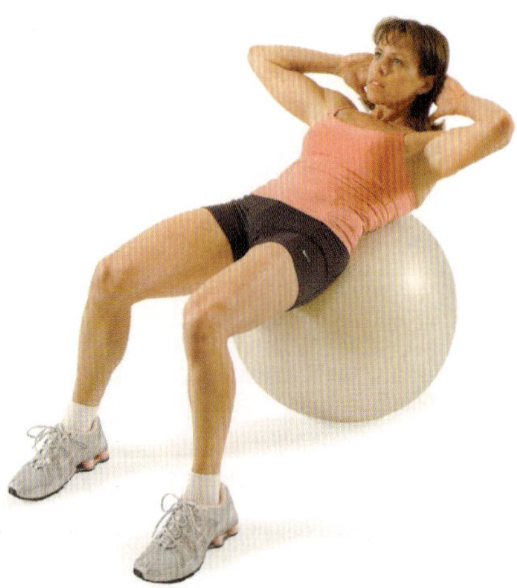

Crunch croisé

Muscles cibles : petits et grands obliques, grands droits

Position de départ

1. Allongé sur le dos, genoux pliés, pieds levés ou à plat sur le sol.
2. Placez les mains sur les tempes.

Mouvement

1. Levez l'épaule droite en diagonale de manière à la rapprocher du genou gauche.
2. Maintenez la position 2 secondes, puis revenez lentement en position de départ.
3. Exécutez le nombre de répétitions recommandé, puis répétez de l'autre côté.

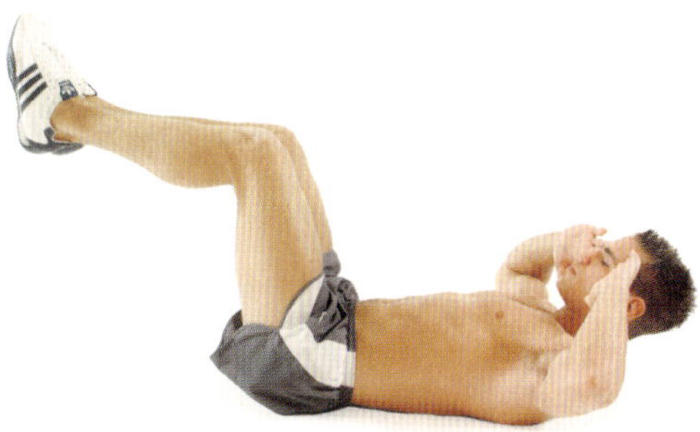

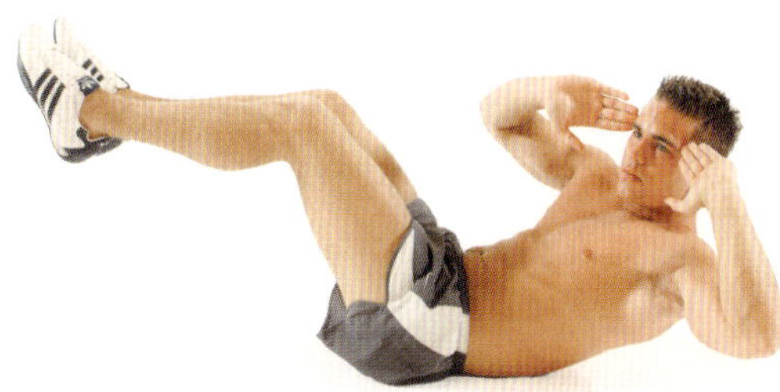

CONSEIL

- Imaginez que votre cage thoracique se tourne sur le côté pendant que vous enroulez le dos.
- Levez l'épaule avant le coude.
- Abaissez lentement la partie supérieure du corps vers le sol.
- Ne tournez pas la tête, mais seulement le torse.
- Expirez pendant que vous contractez les abdominaux.

Plus difficile : quand vous enroulez le dos, amenez aussi le genou gauche vers l'épaule gauche.

Regroupement sur ballon

Muscles cibles : grands droits, transverses

Position de départ

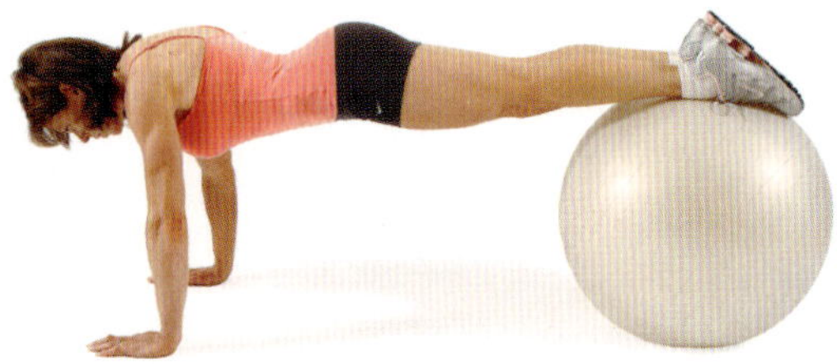

1. En position de pompes, la partie inférieure des tibias sur un ballon d'exercice.
2. Alignez la tête, le dos, les hanches et les genoux.

Mouvement

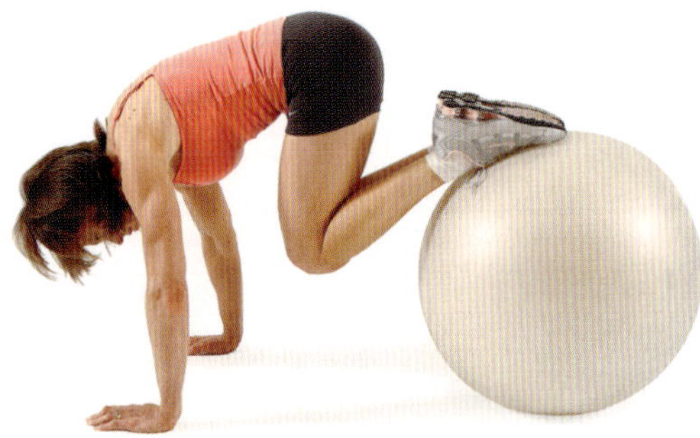

1. Rapprochez lentement les genoux de la poitrine en faisant rouler le ballon vers l'avant sous les chevilles.
2. Maintenez la position quelques instants en contractant les abdominaux. Revenez en position de départ en tendant les jambes et en faisant rouler le ballon en sens inverse.

CONSEILS

- Essayez de rentrer le menton dans la poitrine pendant l'exercice.
- Le dos doit rester aussi droit que possible.

Planche

Muscles cibles : grands droits, transverses

Position de départ

1. Allongé, face contre sol, hanches et jambes en contact avec le sol, la partie supérieure du corps levée et en appui sur les avant-bras.
2. Les coudes doivent être au niveau des épaules et les paumes tournées vers le sol.

Mouvement

1. Levez les hanches de manière que seuls les avant-bras et les orteils soient en contact avec le sol. La colonne doit présenter un alignement neutre - la tête, le dos, les hanches et les chevilles doivent former une ligne droite.
2. Maintenez la position 1-2 minutes, puis revenez lentement en position de départ.

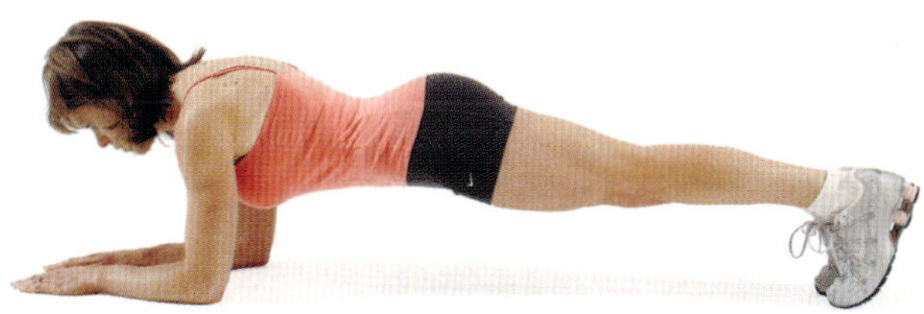

CONSEILS

- Contractez les abdominaux pendant l'exercice pour protéger votre dos.
- Vérifiez que la nuque, le torse et les jambes forment une ligne droite.
- Ne levez pas les fesses plus haut que les épaules.
- Ne levez pas les épaules et essayez d'augmenter la distance entre ces dernières et les oreilles.

Semaine 3

Objectif

En troisième semaine, vous êtes capable d'augmenter l'intensité de l'entraînement. Faites passer les temps de pause entre les exercices à 5-10 secondes, juste ce qu'il faut pour vous mettre en position pour le mouvement suivant. Ces nouveaux exercices vont continuer à faire travailler vos abdos grâce à des mouvements variés.

- Exécutez tous les exercices indiqués ci-dessous (série), puis répétez une fois la série.
- Reposez-vous 5-10 secondes entre chaque exercice et 30 secondes à la fin de la série.
- La séance ne doit pas durer plus de neuf minutes.
- Exécutez les exercices correctement (voir conseils p. 4-5)

Exercice	Répétitions
Crunch inversé	10-12
Cassé du corps sur ballon	10-12
Crunch latéral	10
Extension des jambes au sol	12-15

Crunch inversé

Muscles cibles : grands droits (principalement inférieurs)

Position de départ

1. Allongé sur le dos, au sol ou sur un banc de musculation, genoux pliés au-dessus des hanches et chevilles serrées (même position que pour le crunch).
2. Posez les bras le long du corps, paumes tournées vers le sol ou tenez-vous sur les côtés du banc.
3. Plaquez le bas du dos contre le sol ou le banc.

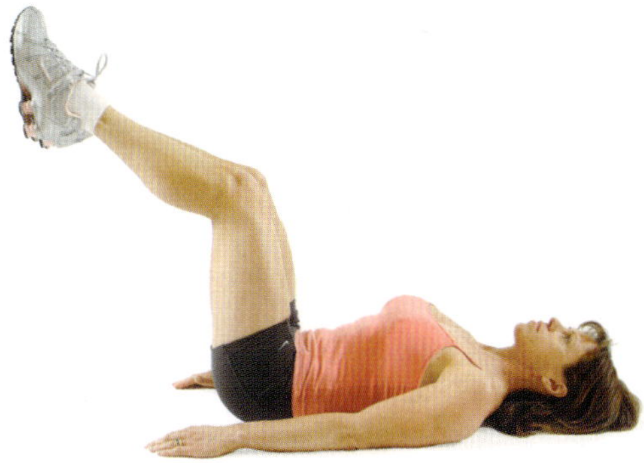

Mouvement

1. Décollez lentement les hanches du sol en amenant les genoux vers la poitrine. Ne soulevez pas les hanches de plus de 10 cm.
2. Maintenez la position 2 secondes.
3. Abaissez lentement les hanches vers le sol en continuant de contracter les abdominaux.

Plus difficile : exécutez l'exercice sur une planche inclinée.

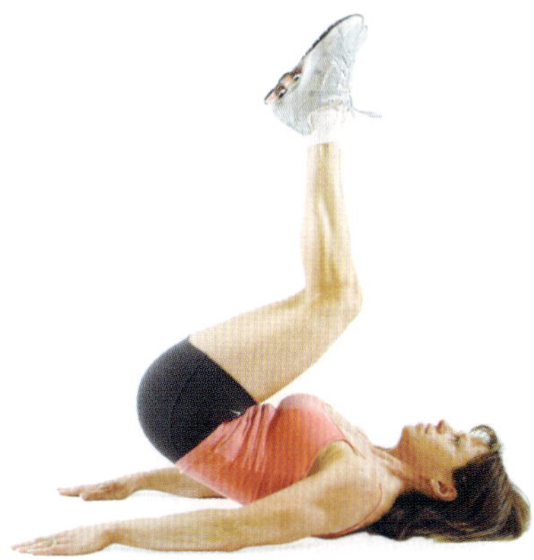

CONSEILS

- Le mouvement doit être contrôlé et lent. Levez les hanches sans à-coup, ni impulsion. Enroulez une vertèbre à la fois.
- Ne décontractez pas les abdominaux en position haute ou pendant que vous déroulez le dos.
- Expirez pendant que vous contractez les abdominaux.

Cassé du corps sur ballon

Muscles cibles : grands droits, transverses

Position de départ

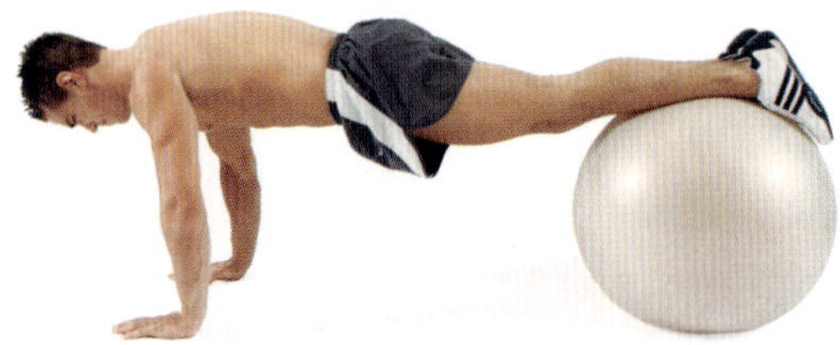

1. En position de pompes, la partie inférieure des tibias sur un ballon d'exercice.
2. Les bras, le dos et les jambes doivent être droits.

Mouvement

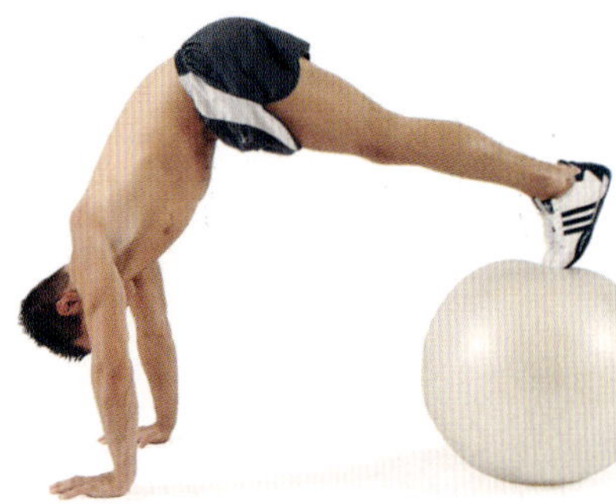

1. Rapprochez lentement le bas du corps des mains en faisant rouler le ballon vers l'avant et en levant les hanches le plus haut possible.
2. Maintenez la position en contractant fortement les abdominaux, puis revenez en position de départ en faisant rouler le ballon en sens inverse.

CONSEILS

- Cet exercice requiert une grande force du tronc. Il est donc conseillé de le réaliser en compagnie d'un observateur dans les premiers temps.
- Effectuez un mouvement doux et contrôlé.
- Avancez le ballon le plus près possible des mains et rentrez votre menton - votre torse doit être pratiquement à la verticale.

Crunch latéral

Muscles cibles : petits et grands obliques, grands droits

Position de départ

1. Allongé sur le côté, au sol ou sur un banc de musculation, genoux légèrement fléchis.
2. Placez le bras du dessus derrière la tête.

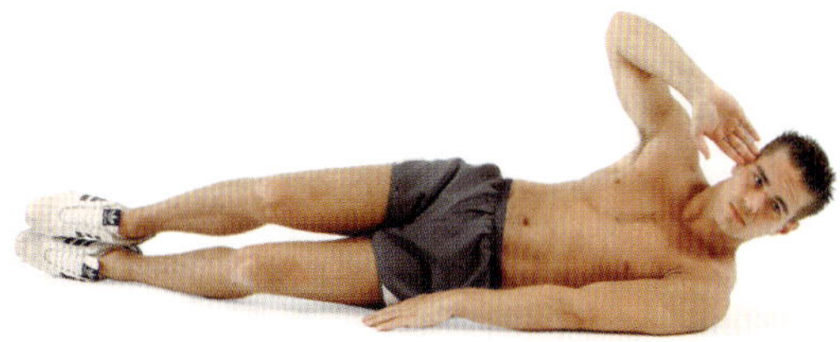

Mouvement

1. Levez légèrement la tête et les épaules en amenant les côtes vers la hanche supérieure. Expirez lentement pendant l'exécution du mouvement.
2. Maintenez la position 2 secondes, puis revenez en position de départ en inspirant.
3. Exécutez le nombre de répétitions recommandé, puis répétez de l'autre côté.

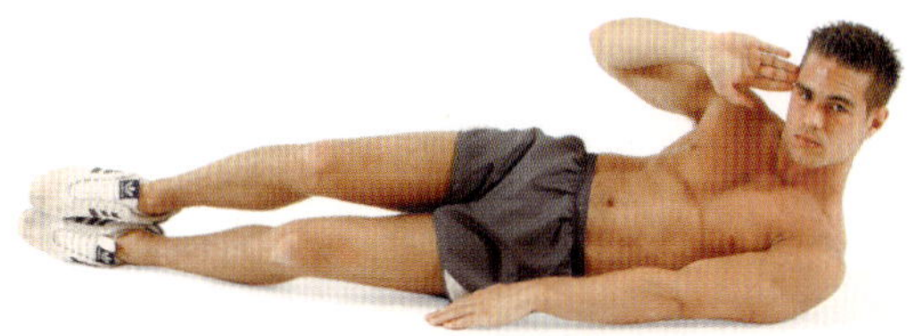

1 2 3

CONSEILS

- Essayez de réduire l'espace entre les côtes et la hanche.
- Ce n'est pas grave si vous n'arrivez pas à aller très loin - essayez de sentir le mouvement.
- La tête doit rester alignée avec le corps – ne la levez pas brusquement.

Extension des jambes au sol

Muscles cibles : grands droits (principalement inférieurs), transverses

Position de départ

1. Allongé sur le sol, la tête légèrement en appui sur les mains.
2. Décollez légèrement la tête et les épaules, en gardant la tête alignée avec le corps. Levez les jambes de manière que les cuisses forment un angle droit avec le sol et que la partie inférieure des jambes soit parallèle à ce dernier, c'est-à-dire que les genoux et les hanches soient à angle droit.

Mouvement

1. Tendez lentement la jambe droite de manière qu'elle soit presque parallèle au sol, mais sans le toucher. Veillez à maintenir la colonne en position neutre (ne cambrez pas le dos) et le bassin au même niveau.
2. Ramenez lentement la jambe droite en position de départ, en gardant toujours la colonne en position neutre. Répétez avec la jambe gauche.

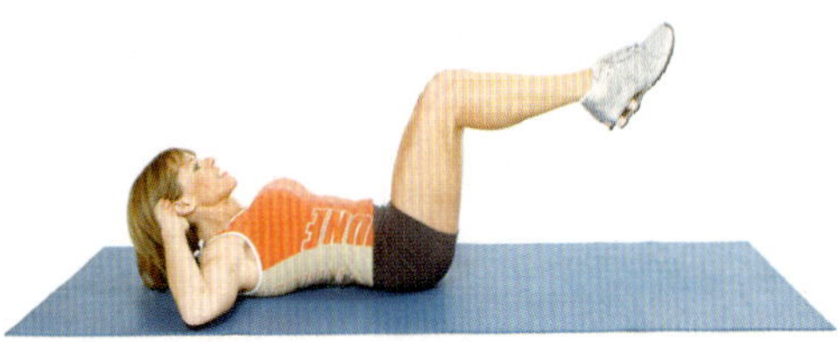

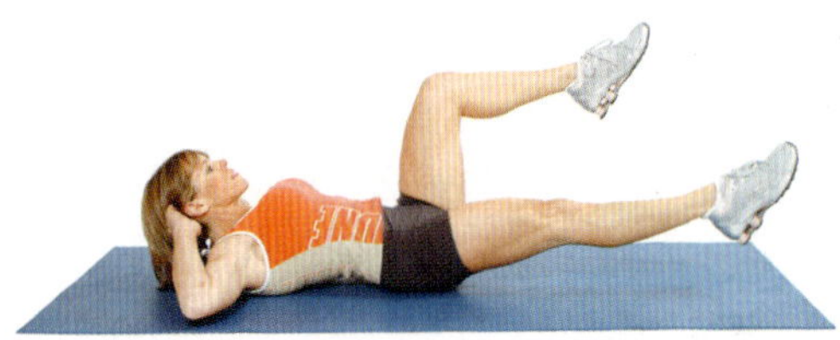

CONSEIL

Pour diminuer la difficulté, gardez la jambe tendue assez haut au-dessus du sol. Quand vous vous serez renforcé, vous pourrez diminuer l'angle par rapport au sol.

Semaine 4

Objectif

Pour intensifier plus encore le travail des abdominaux, nous allons passer maintenant aux exercices groupés : vous devez exécuter deux exercices directement l'un à la suite de l'autre. Faites une pause de 30 secondes avant de répéter le groupe d'exercices.

- Exécutez les deux exercices du premier groupe. Reposez-vous 30 secondes, puis répétez une fois.
- Passez au deuxième groupe d'exercices, en faisant une pause de 30 secondes avant de répéter les exercices.
- La séance ne doit pas durer plus de neuf minutes.
- Exécutez les exercices correctement (voir conseils p. 4-5)

Exercice	Groupe	Répétitions
	Groupe 1	
Chandelle	2	12-15
Crunch avec haltères sur ballon	2	12-20
	Groupe 2	
Relevé de jambes à la barre	2	10-12
Crunch latéral sur ballon	2	12-15

Chandelle

Muscles cibles : grands droits (principalement inférieurs), transverses

Position de départ

1. Allongé sur le dos, les bras le long du corps, paumes tournées vers le sol.
2. Levez les jambes tendues en angle droit par rapport au sol.

Mouvement

1. Levez les hanches de quelques centimètres à la force des abdominaux, en pointant les pieds au plafond.
2. Maintenez la position 2 secondes.
3. Abaissez lentement les hanches vers le sol en continuant de contracter les abdominaux.

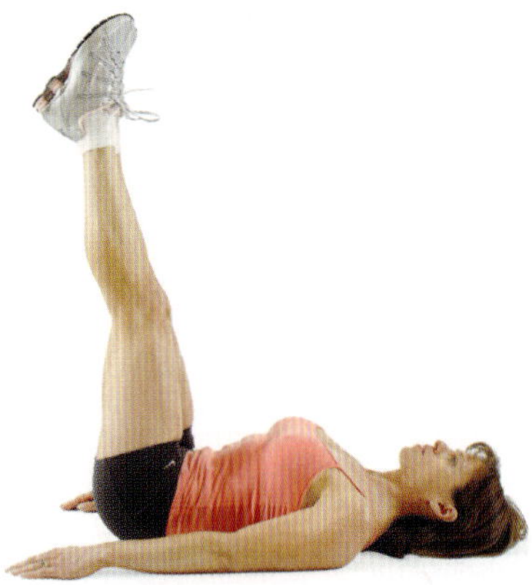

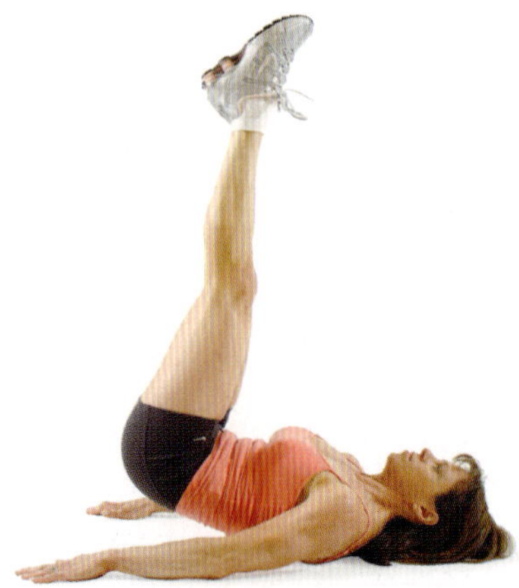

Plus facile : pliez les genoux à environ 60°.

CONSEILS

- L'amplitude du mouvement est très limitée - ne soulevez pas les hanches de plus de 10 cm.
- Le mouvement doit être contrôlé et lent. Levez les hanches sans à-coup, ni impulsion.

Crunch avec haltères sur ballon

Muscles cibles : grands droits (principalement supérieurs), transverses

Position de départ

1. Allongé sur un ballon d'exercice, pieds au sol. Glissez vers l'avant jusqu'à ce que le bas du dos soit centré sur le ballon.
2. Prenez un disque ou un haltère dans les mains et tendez les bras au-dessus de la tête.

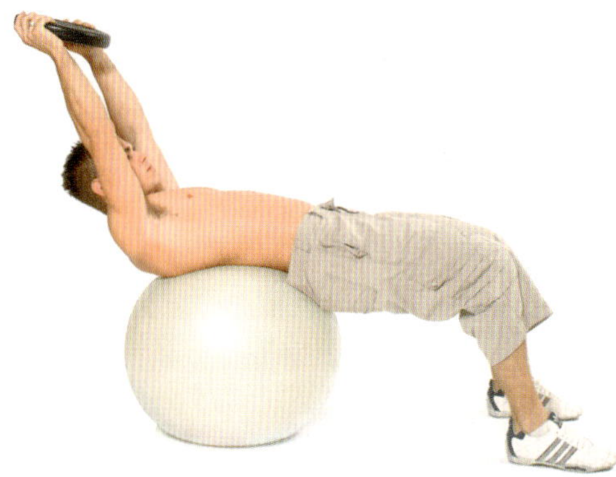

Mouvement

1. Enroulez lentement les épaules en direction des hanches en gardant les bras tendus au-dessus de la tête.
2. Maintenez la position 2 secondes, puis revenez en position de départ

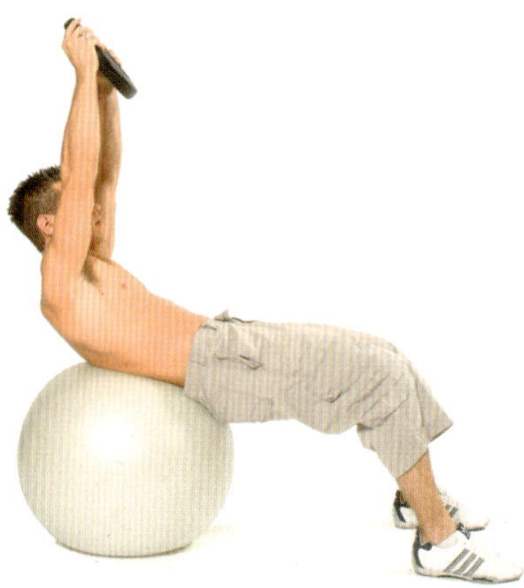

CONSEIL

Faites d'abord l'exercice sans poids, puis ajoutez un poids de 2,5 ou de 5 kg quand vous vous serez suffisamment renforcé.

Relevé de jambes à la barre*

Muscles cibles : grands droits (principalement inférieurs), transverses, fléchisseurs des hanches

Position de départ

1. Accrochez-vous à une barre de traction, mains écartées de la largeur des épaules (vous pouvez utiliser des bandes pour poignets ou coudes).
2. Les bras doivent être complètement tendus et le bas du dos légèrement cambré.

Mouvement

1. Mettez les jambes légèrement en arrière.
2. Jambes presque tendues, levez-les le plus haut possible en expirant. Dans l'idéal, vous devez les amener légèrement au-dessus des hanches. Efforcez-vous de rapprocher les hanches de la cage thoracique
3. Maintenez la position 2 secondes, puis ramenez lentement les jambes en position de départ.

Plus facile : fléchissez les genoux pour diminuer la résistance.

* Si vous n'avez pas de barre de traction, remplacez cet exercice par un crunch inversé (p. 21).

CONSEIL

Ne balancez pas les genoux vers l'avant et n'utilisez pas l'impulsion des jambes - c'est à la force des abdominaux que vous devez lever les hanches et les jambes.

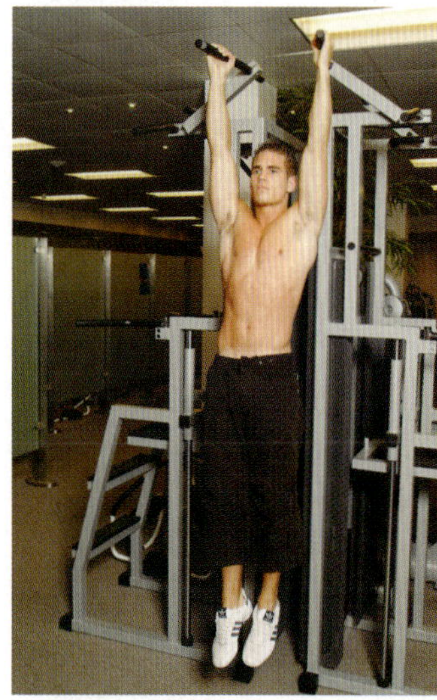

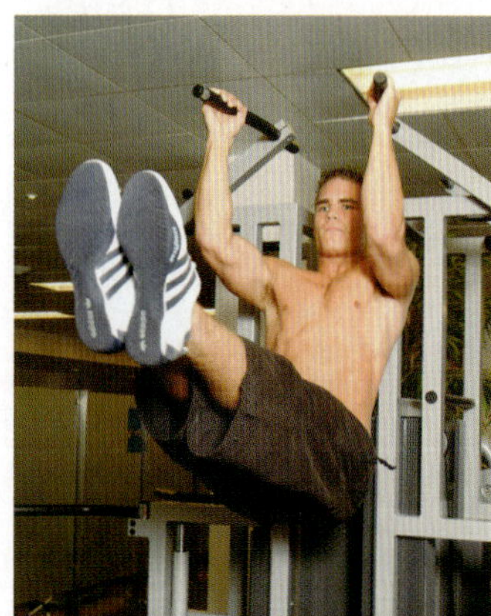

Crunch latéral sur ballon

Muscles cibles : petits et grands obliques, grands droits

Position de départ

1. Allongé sur le côté sur un ballon d'exercice, jambes tendues, la partie inférieure des jambes légèrement en arrière par rapport à la partie supérieure pour accroître la stabilité.
2. Placez les mains sur les tempes.

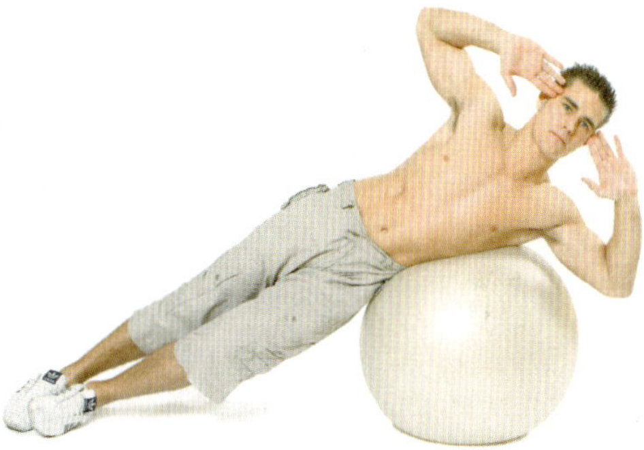

Mouvement

1. Relevez le torse le plus haut possible. Faites attention à ne pas basculer vers l'avant ou l'arrière.
2. Exécutez le nombre de répétitions recommandé, puis changez de côté.

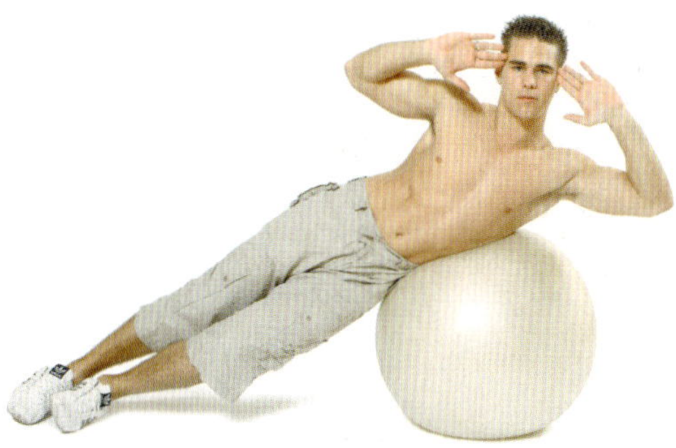

CONSEIL

C'est un mouvement de faible amplitude. Aussi ne vous inquiétez pas si vous ne parvenez pas à lever le torse très haut. Pensez surtout à bien contracter les abdominaux.

Semaine 5

Objectif

À ce stade, vous aurez notablement renforcé vos muscles abdominaux. Cette semaine d'entraînement introduit quelques variations avancées des exercices ciblant la zone inférieure des abdominaux et les obliques. Là encore, vous devez exécuter deux exercices directement l'un à la suite de l'autre. Faites une pause de 30 secondes avant de répéter le groupe d'exercices.

- Exécutez les deux exercices du premier groupe. Reposez-vous 30 secondes, puis répétez une fois.
- Passez au deuxième groupe d'exercices, en faisant une pause de 30 secondes avant de répéter les exercices.
- La séance ne doit pas durer plus de neuf minutes.
- Exécutez les exercices correctement (voir conseils p. 4-5)

Exercice	Groupe	Répétitions
	Groupe 1	
Planche bras tendus	2	1
Relevé de jambes à la barre avec rotation	2	10-12
	Groupe 2	
Déroulé sur ballon	2	10-12
Regroupement sur ballon avec rotation	2	12-15

Planche bras tendu

Muscles cibles : grands droits, transverses

Position de départ

1. Allongé face contre sol, hanches et jambes en contact avec le sol, la partie supérieure du corps levée et en appui sur les avant-bras.
2. Les coudes doivent être au niveau des épaules et les paumes tournées vers le sol.

Mouvement

1. Soulevez le torse comme pour vous mettre en position de pompes. Le poids du corps doit uniquement porter sur les mains et les orteils, et la colonne présenter un alignement neutre – la tête, le dos, les hanches et les chevilles doivent former une ligne droite.
2. Maintenez la position 1-2 minutes, puis revenez lentement en position de départ.

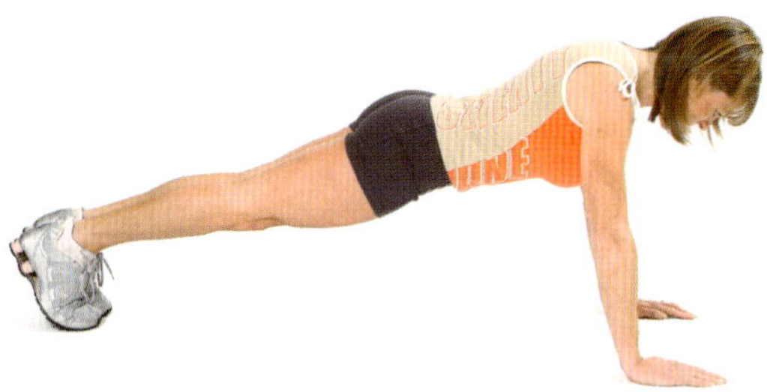

CONSEILS

- Contractez les abdominaux pendant l'exercice pour protéger votre dos.
- Vérifiez que la nuque, le torse et les jambes forment une ligne droite.
- Ne levez pas les fesses plus haut que les épaules.
- Ne levez pas les épaules et essayez d'augmenter la distance entre ces dernières et les oreilles.

Plus difficile : posez les pieds sur un ballon d'exercice. Vous pouvez aussi exécuter l'exercice en appui sur une seule jambe : une fois en position de pompes, levez une jambe de quelques centimètres de manière à être en équilibre sur les mains et les orteils de l'autre jambe. Maintenez la position, puis revenez en position de départ. Répétez sur l'autre jambe.

Relevé de jambes à la barre avec rotation*

Muscles cibles : grands droits (principalement inférieurs), obliques, fléchisseurs des hanches

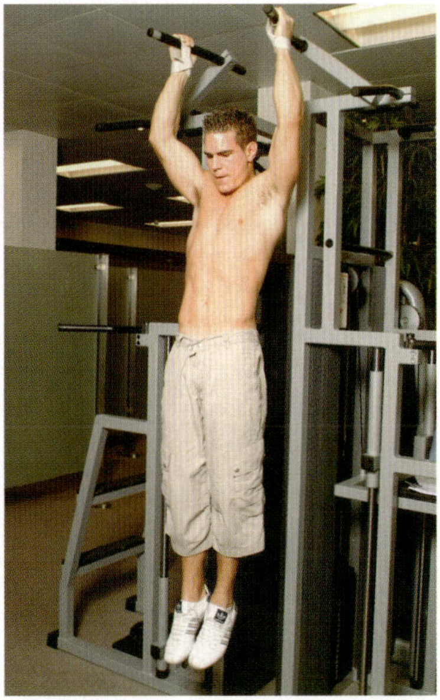

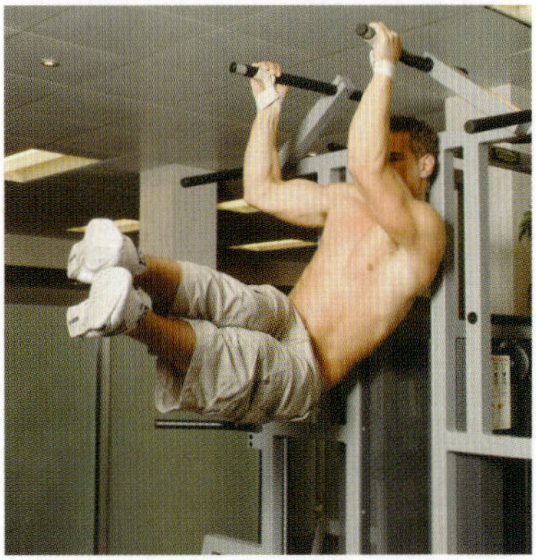

Position de départ

1. Accrochez-vous à une barre de traction, mains écartées de la largeur des épaules, jambes et pieds serrés.
2. Les bras doivent être complètement tendus et le bas du dos légèrement cambré.

Mouvement

1. Mettez les jambes légèrement en arrière.
2. Levez les jambes le plus haut possible sur un côté – vous devez les amener légèrement au-dessus des hanches. Tournez les hanches vers la cage thoracique.
3. Maintenez la position quelques instants, puis revenez en position de départ. Répétez de l'autre côté.

Plus difficile : faites toutes les répétitions du même côté avant de changer de côté.

* Si vous n'avez pas de barre de traction, remplacez cet exercice par un crunch inversé (p. 21).

CONSEIL

Ne balancez pas les genoux vers l'avant – c'est à la force des abdominaux que vous devez lever les hanches et les jambes.

Déroulé sur ballon

Muscles cibles : grands droits (inférieurs), transverses

Position de départ

1. Agenouillez-vous devant un ballon d'exercice, mains serrées sur le ballon, coudes fléchis.

Mouvement

1. Faites doucement rouler le ballon devant vous jusqu'à ce que les mains, les épaules et les hanches forment une ligne droite.
2. Maintenez la position quelques instants, puis revenez en position de départ. Répétez.

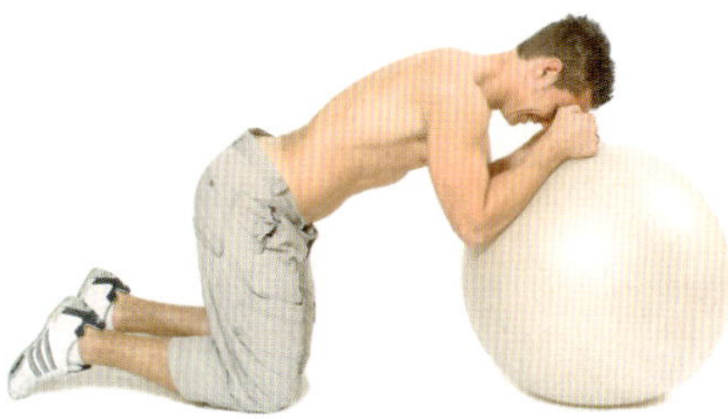

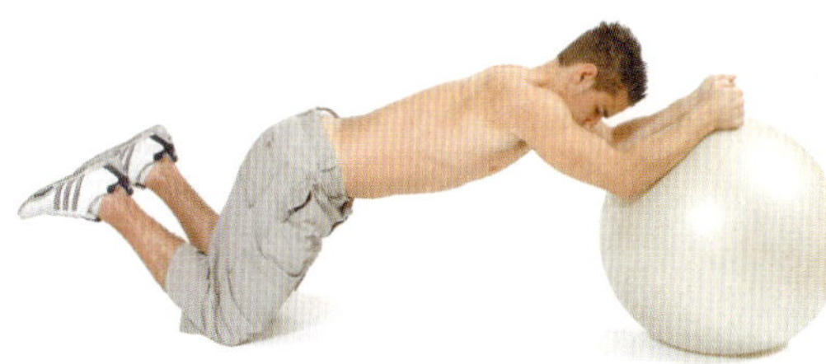

CONSEIL

Ne cambrez pas le dos. Celui-ci doit rester le plus droit possible pendant tout le mouvement.

Regroupement sur ballon avec rotation

Muscles cibles : grands droits, obliques, transverses

Position de départ

1. En position de pompes, la partie inférieure des tibias sur un ballon d'exercice.
2. Alignez la tête, le dos, les hanches et les genoux.

Mouvement

1. Rapprochez lentement les genoux de la poitrine vers le côté droit et non en ligne droite.
2. Revenez en position de départ en tendant les jambes et en faisant rouler le ballon en sens inverse, puis répétez de l'autre côté.

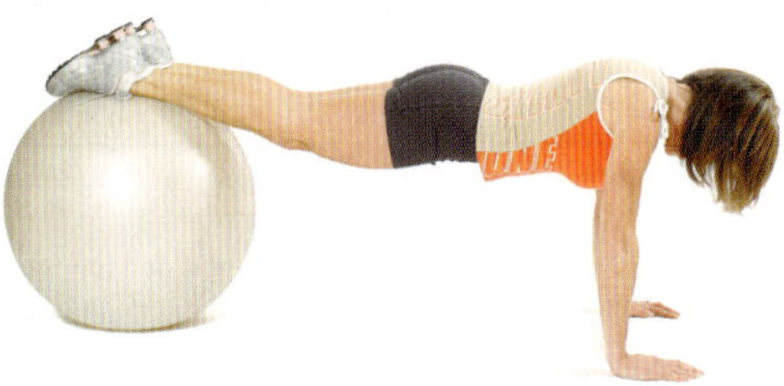

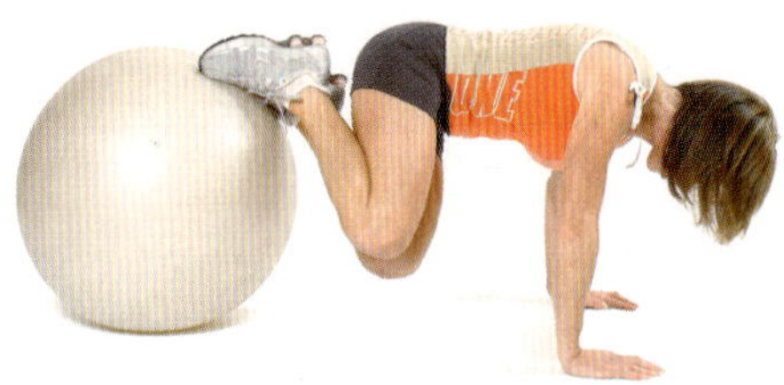

CONSEIL

Le dos doit rester droit pendant tout le mouvement.

Semaine 6

Objectif

Au cours de cette dernière semaine, vous allez faire travailler encore plus vos abdominaux en exécutant trois fois chaque groupe d'exercices. Ce sera difficile, mais ce n'est qu'à ce prix que vous obtiendrez les résultats escomptés. Ce sixième entraînement se concentre sur les trois zones de la région abdominale : supérieure, inférieure et latérale.

- Exécutez les deux exercices du premier groupe. Reposez-vous 30 secondes, puis répétez deux fois.
- Passez au deuxième groupe d'exercices, en faisant une pause de 30 secondes avant de répéter les exercices.
- La séance ne doit pas durer plus de neuf minutes.
- Exécutez les exercices correctement (voir conseils p. 4-5).

Exercice	Groupe	Répétitions
	Groupe 1	
Relevé de buste jambes tendues	3	12-15
Rotation des jambes sur ballon	3	10-12
	Groupe 2	
Ciseaux	3	20-25
Cassé du corps sur ballon	3	10-15

Relevé de buste jambes tendues

Muscles cibles : grands droits, obliques, transverses

Position de départ

1. Allongé sur le dos, jambes tendues en l'air.

Mouvement

1. Décollez la tête et les épaules du sol et essayez de toucher les orteils du pied droit. Ne soulevez pas le bas du dos.
2. Maintenez la position quelques instants.
3. Revenez lentement en position de départ. Répétez de l'autre côté.

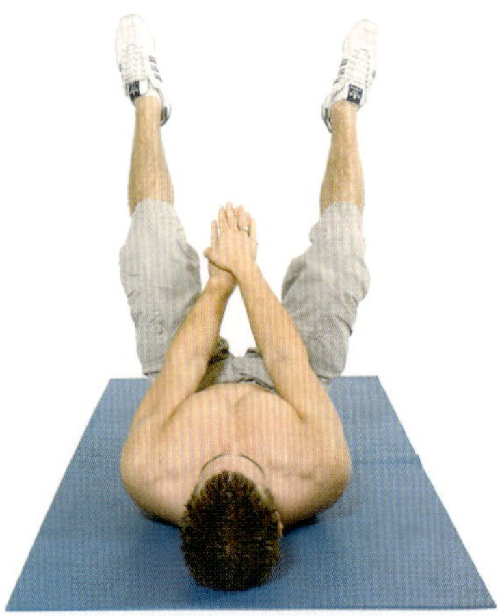

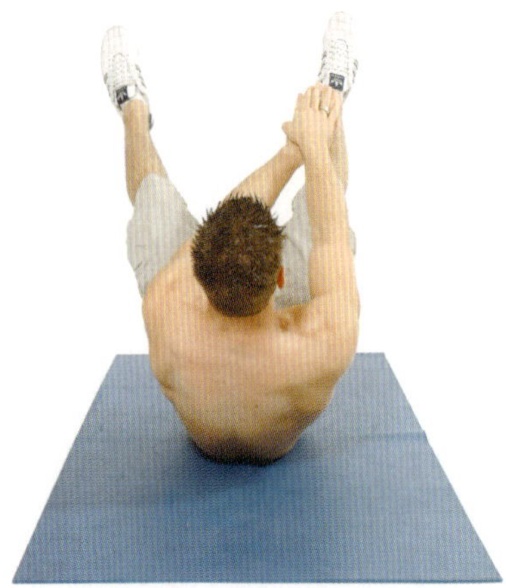

Rotation des jambes sur ballon

Muscles cibles : obliques, transverses

Position de départ

1. En position de pompes, tibias sur un ballon d'exercice, pieds serrés, dos et jambes alignés.

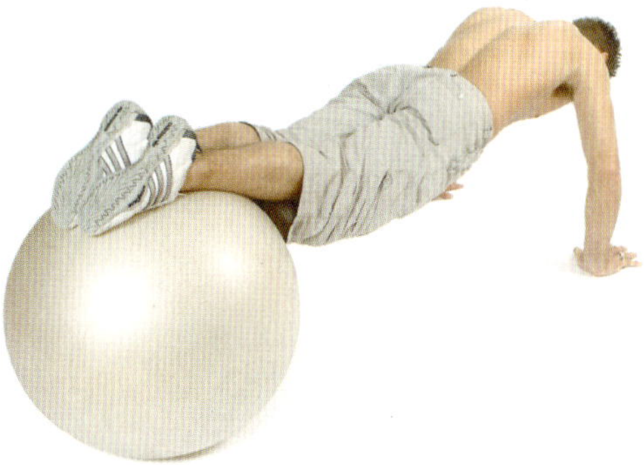

Mouvement

1. Tournez lentement la partie inférieure du corps vers la droite, en vous arrêtant avant que le pied droit ne touche le sol. Revenez en position de départ.
2. Tournez lentement vers la gauche, en vous arrêtant avant que le pied gauche ne touche le sol.

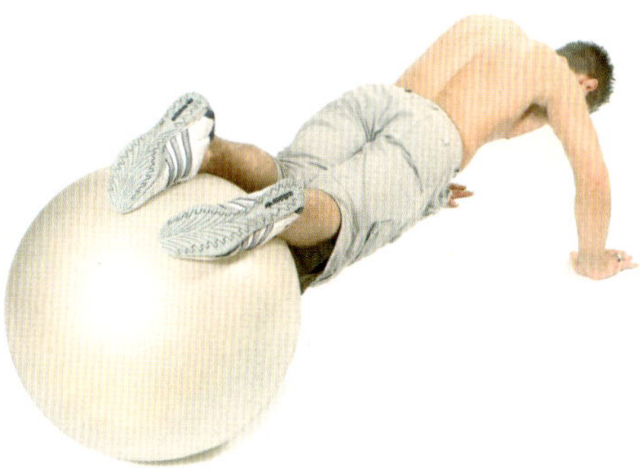

CONSEIL

La tête et le dos doivent rester alignés pendant tout le mouvement.

Ciseaux

Muscles cibles : grands droits (inférieurs), transverses

Position de départ

1. Allongé sur le dos, les bras le long du corps, paumes tournées vers le sol, jambes tendues.

Mouvement

1. Levez les jambes de quelques centimètres, puis faites un mouvement de battement de bas en haut : levez alternativement chaque jambe jusqu'à former un angle de 45-60 degrés, puis baissez-la jusqu'à quelques centimètres du sol.

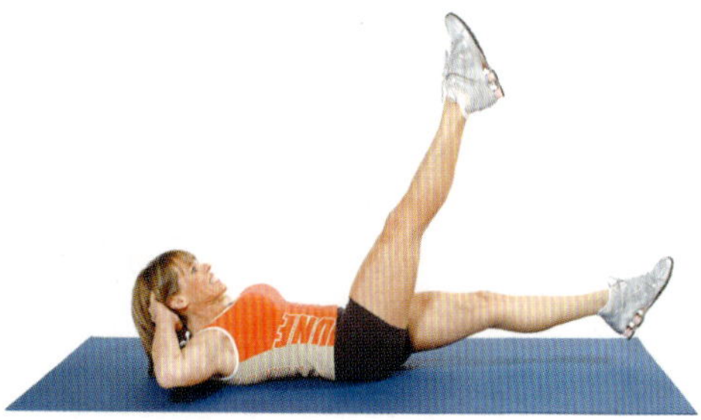

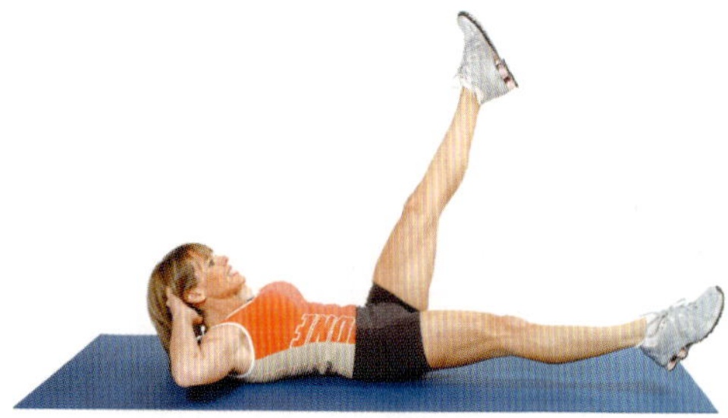

CONSEIL

Ce mouvement est assez rapide. Le dos doit rester en position neutre. Évitez de vous cambrer et ne bougez pas les hanches pendant tout le mouvement.

Cassé du corps sur ballon

Muscles cibles : grands droits, transverses

Position de départ

1. En position de pompes, la partie inférieure des tibias sur un ballon d'exercice.
2. Les bras, le dos et les jambes doivent être droits.

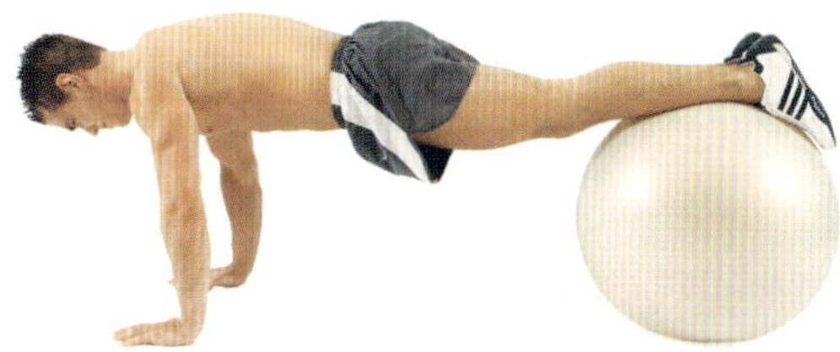

Mouvement

1. Rapprochez lentement le bas du corps des mains en faisant rouler le ballon vers l'avant et en levant les hanches le plus haut possible.
2. Maintenez la position en contractant fortement les abdominaux, puis revenez en position de départ en faisant rouler le ballon en sens inverse.

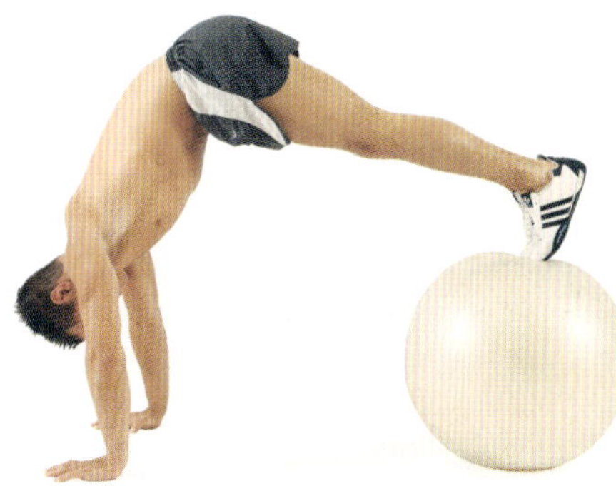

CONSEILS

- Effectuez un mouvement doux et contrôlé.
- Avancez le ballon le plus près possible des mains et rentrez votre menton – votre torse doit être pratiquement à la verticale.

Faites travailler le bas du dos

Pour renforcer et stabiliser le bas de votre dos, vous devriez ajouter à votre programme des exercices ciblés sur la musculature de cette zone. Exécutez deux des exercices suivants deux fois par semaine en plus des exercices de travail des abdominaux.

Extension du dos

Position de départ

1. Allongé sur le ventre sur un tapis ou sur le sol.
2. Mains sur les tempes et coudes écartés ou mains sur le dos.

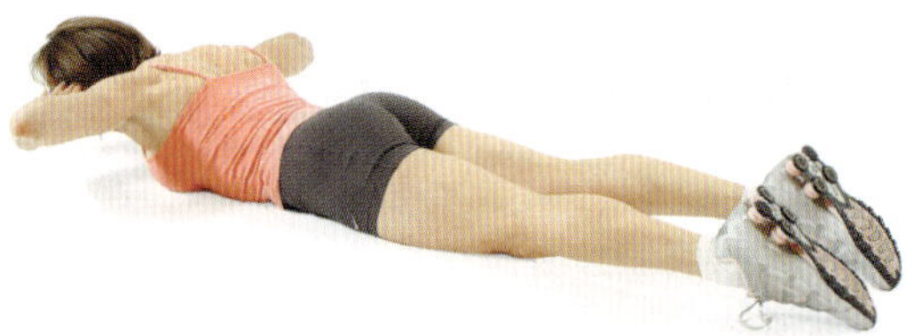

Mouvement

1. Décollez lentement la tête et le haut du thorax de quelques centimètres du sol.
2. Maintenez la position 2 secondes, puis revenez lentement en position de départ.

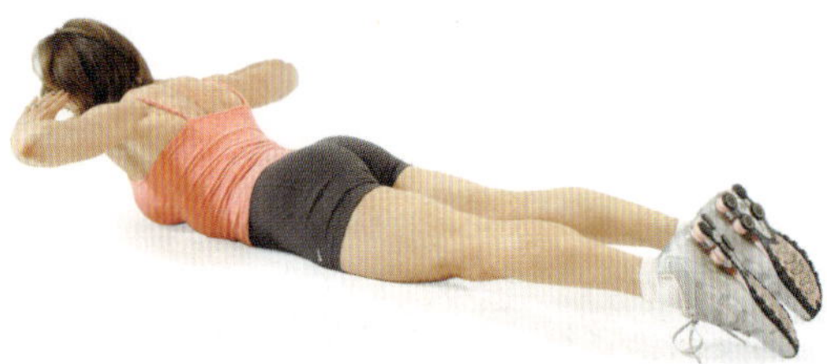

CONSEILS

- La tête doit rester alignée avec la colonne vertébrale.
- Les jambes doivent rester détendues au sol – vous ne devez pas les lever.
- Levez la tête et le thorax aussi haut que vous le pouvez.

Extension du dos sur banc

Position de départ

1. Chevilles sous les coussins du bas, installez-vous de manière que les hanches reposent sur le coussin central, bras croisés devant vous.

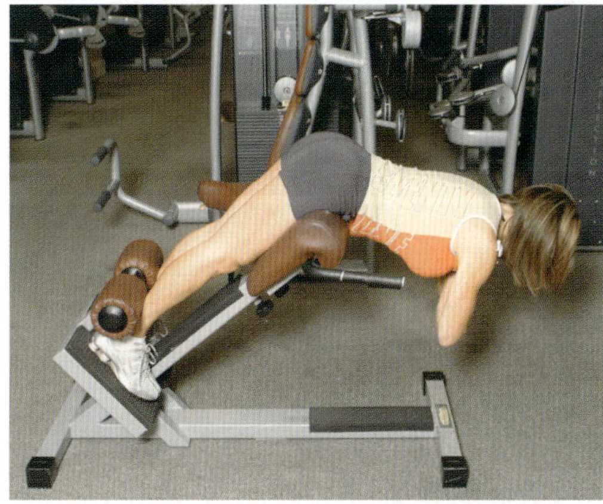

Mouvement

1. Levez le torse jusqu'à être parallèle au sol – n'allez pas plus loin.
2. Pliez lentement la taille jusqu'à presque former un angle droit avec le sol. Gardez le dos droit.

Plus difficile : placez les mains sur les tempes. Si vous pratiquez les poids, vous pouvez aussi porter un petit disque contre la poitrine.

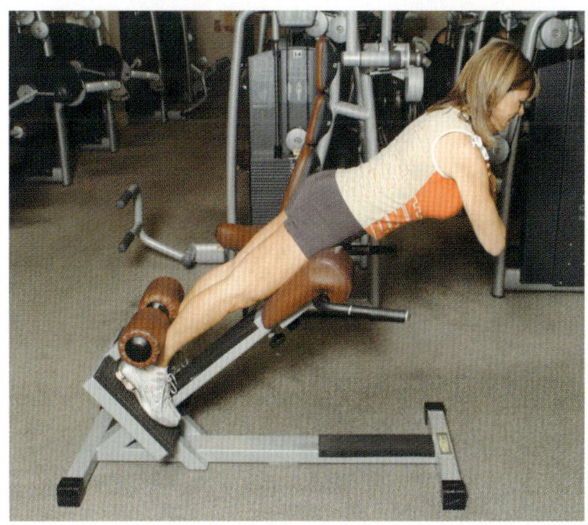

Élévation dorsale

Position de départ

1. Allongé sur le ventre sur un tapis, bras tendus devant vous et jambes droites.

Mouvement

1. Levez doucement le bras droit et la jambe gauche de quelques centimètres en veillant à les garder droits.
2. Maintenez la position 2 secondes, puis revenez lentement en position de départ. Répétez avec le bras et la jambe opposés.

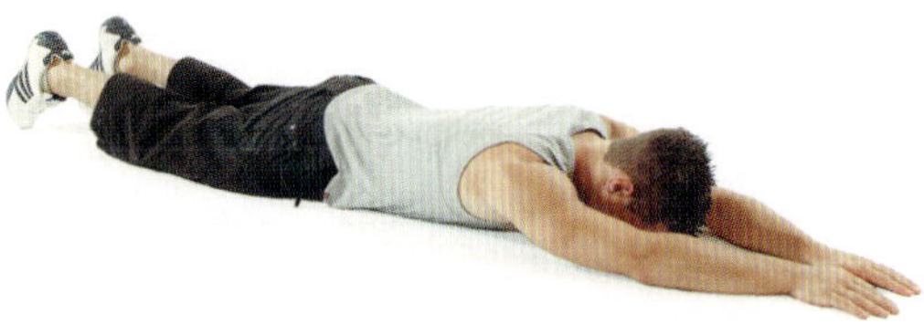

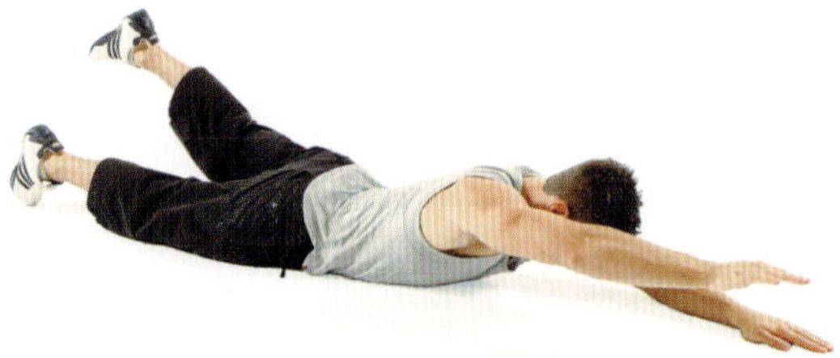

CONSEILS

- La tête doit rester alignée avec la colonne vertébrale.
- Levez les bras et les jambes aussi haut que vous le pouvez.

Extension du dos sur ballon

Position de départ

1. Allongé sur le ventre sur un ballon, hanches sur le ballon. Vous pouvez appuyer les pieds contre un mur si vous le souhaitez.
2. Placez les mains sur les tempes ou croisez-les sur la poitrine.
3. Les jambes doivent être tendues et écartées derrière vous.

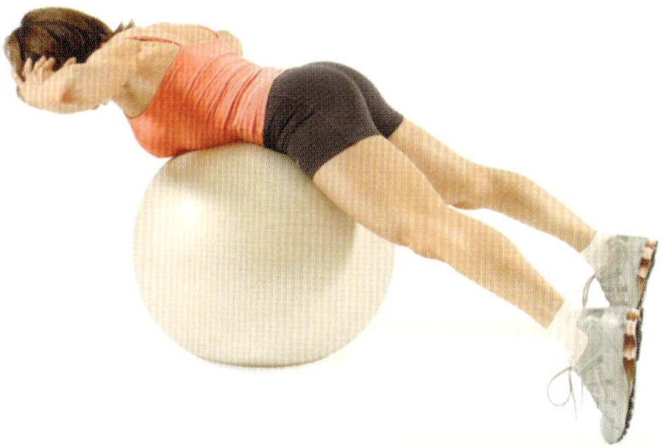

Mouvement

1. Levez lentement le haut du corps en ligne droite.
2. Maintenez la position 2 secondes, puis revenez lentement en position de départ.

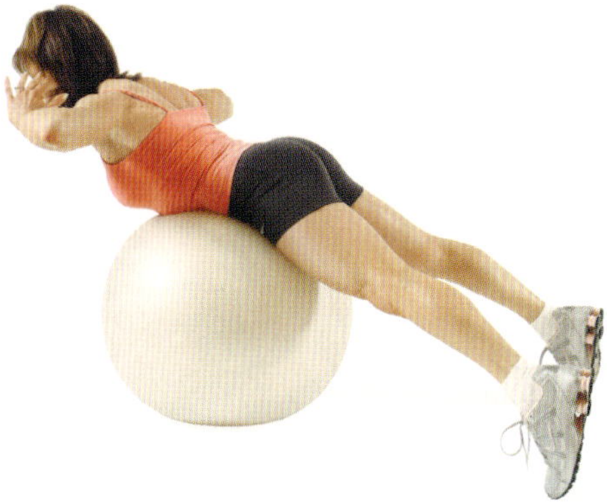

CONSEILS

- Ne cambrez pas le dos.
- La tête doit rester alignée avec la colonne.
- Pour accroître la difficulté, serrez plus les jambes.

Brûler les graisses

Pour révéler ces abdos tonifiés, vous devez éliminer la couche de graisse qui les recouvre. L'entraînement cardiovasculaire de six semaines poursuit un double objectif : un ventre svelte et remodelé et une amélioration de la forme aérobie et de la santé cardiaque.

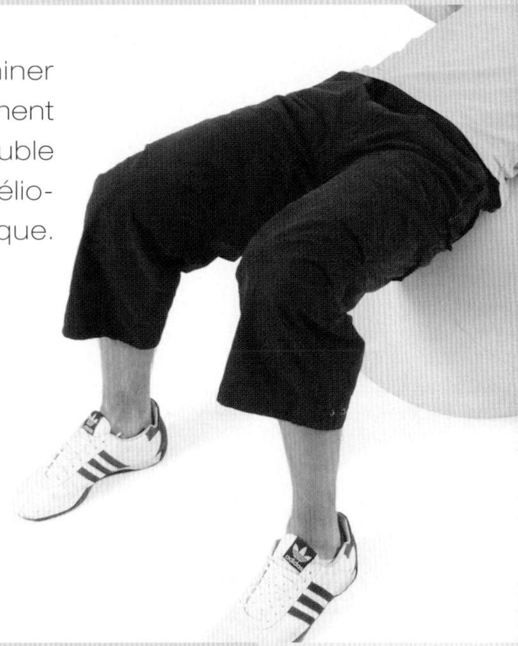

Brûler les calories

Dans le cadre d'un entraînement cardiovasculaire, vous brûlez des calories non seulement quand vous vous entraînez, mais aussi le reste du temps, en dehors des séances. Le tableau suivant indique le nombre de calories que l'on peut perdre selon les exercices cardiovasculaires.

CALORIES BRÛLÉES SELON L'ACTIVITÉ *

Activité	Calories brûlées en 30 minutes
Course (footing) 8,3 km/h	283
Course (rapide) 12 km/h	438
Course (très rapide) 16 km/h	529
Cyclisme (modéré) 11,3 km/h	149
Cyclisme (rapide) 16,1 km/h	225
Cyclisme (très rapide) 25,8 km/h	360
Natation - crawl (modéré)	328
Natation - crawl (rapide)	599
Natation – brasse	340
Natation (nage sur le dos)	355
Vélo elliptique	390
Stepper	270
Rameur	300
Marche (rapide)	168

* Pour une personne de 70 kg

Conseils pour les exercices cardiovasculaires

Entraînez-vous l'estomac vide

S'ils sont effectués dès le réveil, l'estomac vide, les exercices cardiovasculaires brûlent plus de graisses que s'ils interviennent à un autre moment de la journée. La raison en est que, le matin, le taux d'insuline est à son plus bas niveau et le taux de glucagon à son plus haut niveau. De ce fait, votre organisme est obligé de puiser son énergie dans ses réserves de graisse. Si vous vous entraînez après un repas, votre corps fera appel à la nourriture assimilée au cours de ce dernier. S'entraîner au réveil contribue également à donner un coup de fouet au métabolisme. Vous brûlez donc plus de calories le reste de la journée.

Exercices cardiovasculaires et poids : pas le même jour

Si vous voulez développer votre musculature et faire fondre la graisse, il est préférable de ne pas programmer les exercices cardiovasculaires et le travail avec les poids le même jour. Selon les études, la perte de calories est en effet plus importante si les deux activités sont dissociées. Pourquoi ? Chaque entraînement stimule l'organisme ; en répartissant l'activité physique sur un plus grand nombre de jours, on élimine donc plus rapidement la graisse. Si vous devez quand même regrouper les deux entraînements le même jour, travaillez d'abord les poids, les réserves de glycogène étant plus élevées. Si vous commencez par les exercices cardiovasculaires, le gain en force et en musculature sera moins important.

Privilégiez l'alternance

Alternez les périodes courtes d'activité très intense avec les périodes de récupération de moindre intensité. Vous éliminerez ainsi plus de calories pendant et après les séances. Une étude américaine a démontré que l'entraînement par intervalles augmente le taux métabolique jusqu'à 18 heures après la séance. Avec ce mode d'entraînement, le cœur et les poumons sont également renforcés et en meilleure forme qu'avec un entraînement continu. Précisions toutefois que l'entraînement par intervalles ne convient qu'aux personnes disposant d'un bon niveau de forme. Il est conseillé aux débutants de développer d'abord une forme de base dans le cadre d'un entraînement continu.

L'entraînement par intervalles peut être appliqué à toutes les activités cardiovasculaires : course, cyclisme, vélo d'intérieur, step, vélo elliptique ou tout autre appareil d'exercice cardiovasculaire. Alternez les périodes d'activité plus intense (p. ex. augmentez la vitesse ou la résistance de l'appareil) avec les périodes d'activité plus calme.

Variez les activités

Pratiquer la même activité cardiovasculaire chaque jour peut être ennuyeux et limiter la perte de calories du fait que votre organisme s'habitue à effectuer toujours le même mouvement. Essayez de changer d'activité à chaque entraînement :

- Course/tapis roulant
- Fitness/marche rapide
- Step/stepper
- Cyclisme/vélo d'intérieur
- Natation
- Cours d'aérobie
- Mur roulant
- Vélo elliptique
- Rameur

Ciblez votre fréquence cardiaque

Assurez-vous que vous vous entraînez à un niveau d'intensité à la fois sûr et efficace en ciblant votre fréquence cardiaque d'entraînement. La fréquence cardiaque mesure l'intensité de l'entraînement. Vous devez tout d'abord évaluer votre fréquence cardiaque maximale (FCM) en soustrayant votre âge de 220. Exemple : si vous avez 30 ans, votre FCM est de 220 – 30 = 190 battements par minute. Consultez le tableau présenté sur la page suivante pour connaître votre zone d'entraînement. Chaque zone correspond en fait à un pourcentage de votre FCM. Choisissez le niveau débutant, intermédiaire ou avancé selon votre expérience.

Si les trois niveaux permettent de brûler les graisses et d'améliorer la forme, le niveau avancé d'intensité élevée est tout de même plus efficace.

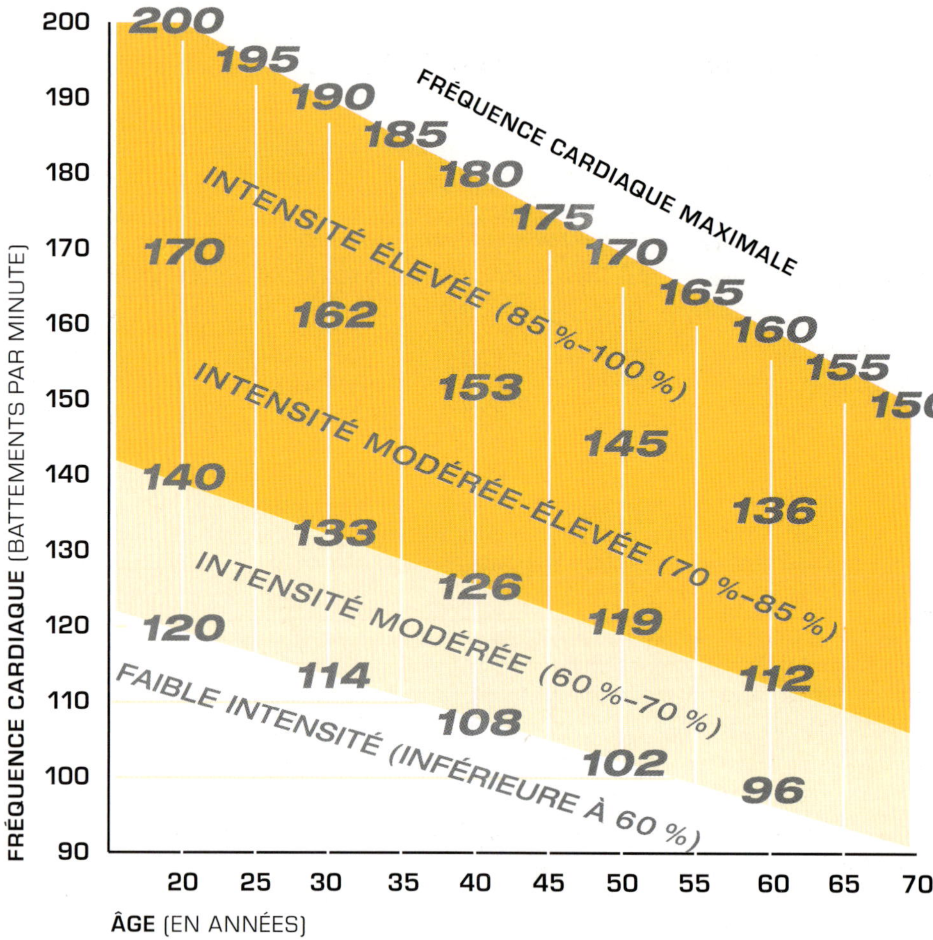

Surveillez votre fréquence cardiaque

Pour surveiller votre fréquence cardiaque pendant l'entraînement, utilisez un cardiofréquencemètre ou prenez votre pouls manuellement. À intervalles réguliers, comptez le nombre de battements en 10 secondes au poignet ou au cou et multipliez ce nombre par six (pour obtenir votre fréquence cardiaque en battements par minute). Vérifiez ci-dessus votre zone de fréquence cardiaque ciblée.

ÉVALUATION DE L'EFFORT PERÇU (EEP)

Repos	1	FC au repos
Activité peu intense – Travail assis	2	FC au repos
Activité peu intense – Marche de loisir	3	FC au repos
Activité modérée – Marche intentionnelle	4	FC au repos
Activité modérée – Marche rapide	5	FC au repos
Activité un peu difficile – Jogging	6	60 % de la FCM
Activité difficile – Course, respiration plus difficile	7	65-75 % de la FCM
Activité très difficile – Course, conversation à peine possible	8	80 % de la FCM
Activité très très difficile – Course rapide, conversation difficile	9	85 % de la FCM
Effort maximum – Conversation impossible	10	FCM

Évaluez l'intensité avec l'échelle d'effort perçu

Si vous n'avez pas de cardiofréquencemètre et que vous avez du mal à prendre votre pouls manuellement, vous pouvez vous référer à l'échelle d'effort perçu (EP) pour surveiller l'intensité de votre entraînement cardiovasculaire (voir tableau « Évaluation de l'effort perçu »). Il s'agit d'une évaluation subjective de l'intensité de l'entraînement telle que vous la ressentez sur une échelle allant de 1 (aucun effort) à 10 (effort maximal). Ce système est établi en corrélation avec la fréquence cardiaque ciblée : si vous vous entraînez à un niveau d'effort perçu de 6, vous êtes à 60 % environ de votre FCM.

Votre entraînement cardiovasculaire

L'entraînement cardiovasculaire destiné à brûler les graisses se compose de trois parties : échauffement (5 minutes), séance d'exercices cardiovasculaires (20-40 minutes) et retour au calme (5 minutes).

ENTRAÎNEMENT CARDIOVASCULAIRE CONTINU – NIVEAU DÉBUTANT

Durée totale de la séance = 30 minutes

Durée de l'exercice (en minutes)	Phase	Intensité (fréquence cardiaque ciblée)	Intensité (EP)
5	Échauffement	50 %	5
20	Exercices à rythme constant	60 %	6
5	Retour au calme	50 %	5

ENTRAÎNEMENT CARDIOVASCULAIRE PAR INTERVALLES – NIVEAU INTERMÉDIAIRE

Durée totale de la séance = 34 minutes

Durée de l'exercice (en minutes)	Phase	Intensité (fréquence cardiaque ciblée)	Intensité (EP)
5	Échauffement	50 %	5
2	Intervalle	70 %	7
2	Récupération	60 %	6
2	Intervalle	70 %	7
2	Récupération	60 %	6
2	Intervalle	70 %	7
2	Récupération	60 %	6
2	Intervalle	70 %	7
2	Récupération	60 %	6
2	Intervalle	70 %	7
2	Récupération	60 %	6
2	Intervalle	70 %	7
2	Récupération	60 %	6
5	Retour au calme	50 %	5

ENTRAÎNEMENT CARDIOVASCULAIRE PAR INTERVALLES – NIVEAU AVANCÉ

Durée totale de la séance = 34 minutes

Durée de l'exercice (en minutes)	Phase	Intensité (fréquence cardiaque ciblée)	Intensité (EP)
5	Échauffement	50 %	5
2	Intervalle	70 %	7
2	Récupération	60 %	6
1	Intervalle	80 %	8-9
2	Récupération	60 %	6
1	Intervalle	80 %	8-9
2	Récupération	60 %	6
1	Intervalle	80 %	8-9
2	Récupération	60 %	6
1	Intervalle	80 %	8-9
2	Récupération	60 %	6
1	Intervalle	80 %	8-9
2	Récupération	60 %	6
1	Intervalle	80 %	8-9
2	Récupération	70 %	7
2	Récupération	60 %	6
5	Retour au calme	50 %	5

L'échauffement a pour but d'accroître la température corporelle, de préparer le corps à des exercices plus difficiles et de réduire le risque de blessure. La séance d'exercices cardiovasculaires doit durer au moins 20 minutes. Pour progresser, vous devez mettre votre système à l'épreuve en augmentant le nombre de séances hebdomadaires, leur durée ou leur intensité (p. ex. votre vitesse ou la résistance de l'appareil), ou encore en ajoutant des intervalles.

Le retour au calme permet le retour à la normale de la température corporelle, des muscles et du système sanguin. Si vous vous arrêtez trop brusquement, vous risquez de vous sentir faible et d'être pris de vertiges.

4 Suivi d'entraînement

Le suivi d'entraînement vous permet de noter vos progrès pendant les six semaines du programme.

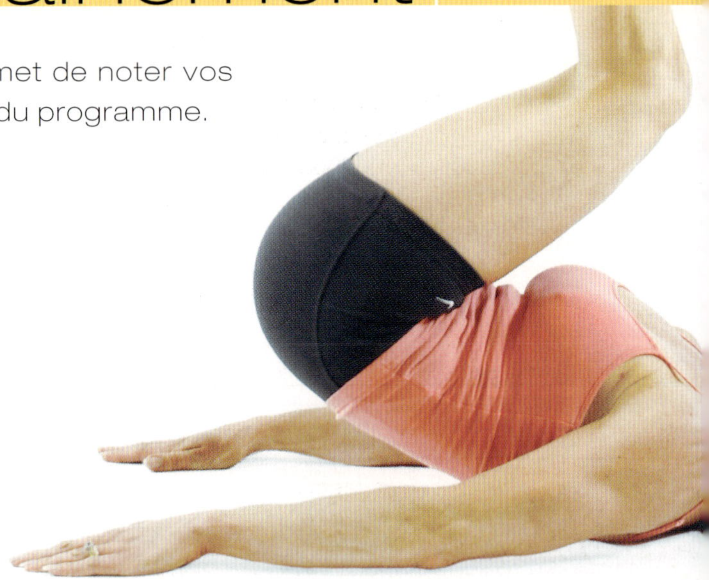

Semaine 1

Jour	Entraînement	Exercice	Reps visées	Reps réalisées
Lundi	Abdos	Bascule du bassin	15–20	Série 1 : Série 2 :
		Crunch croisé sur ballon	10–12	Série 1 : Série 2 :
		Planche latérale	5	Série 1 : Série 2 :
		Crunch	12–20	Série 1 : Série 2 :
Mardi	Entraînement cardiovasculaire Niveau débutant			
Mercredi	Abdos	Bascule du bassin	15–20	Série 1 : Série 2 :
		Crunch croisé sur ballon	10–12	Série 1 : Série 2 :
		Planche latérale	5	Série 1 : Série 2 :
		Crunch	12–20	Série 1 : Série 2 :
Jeudi	Entraînement cardiovasculaire Niveau débutant			
Vendredi	Abdos	Bascule du bassin	15–20	Série 1 : Série 2 :
		Crunch croisé sur ballon	10–12	Série 1 : Série 2 :
		Planche latérale	5	Série 1 : Série 2 :
		Crunch	12–20	Série 1 : Série 2 :
Samedi	Entraînement cardiovasculaire Niveau débutant			
Dimanche	Repos			

Semaine 2

Jour	Entraînement	Exercice	Reps visées	Reps réalisées
Lundi	Abdos	Crunch sur ballon	12 – 15	Série 1 : Série 2 :
		Crunch croisé	10 – 12	Série 1 : Série 2 :
		Regroupement sur ballon	10	Série 1 : Série 2 :
		Planche	1	Série 1 : Série 2 :
Mardi	Entraînement cardiovasculaire Niveau débutant			
Mercredi	Abdos	Crunch sur ballon	12 – 15	Série 1 : Série 2 :
		Crunch croisé	10 – 12	Série 1 : Série 2 :
		Regroupement sur ballon	10	Série 1 : Série 2 :
		Planche	1	Série 1 : Série 2 :
Jeudi	Entraînement cardiovasculaire Niveau débutant			
Vendredi	Abdos	Crunch sur ballon	12 – 15	Série 1 : Série 2 :
		Crunch croisé	10 – 12	Série 1 : Série 2 :
		Regroupement sur ballon	10	Série 1 : Série 2 :
		Planche	1	Série 1 : Série 2 :
Samedi	Entraînement cardiovasculaire Niveau débutant			
Dimanche	Repos			

Semaine 3

Jour	Entraînement	Exercice	Reps visées	Reps réalisées
Lundi	Abdos	Crunch inversé	10 – 12	Série 1 : Série 2 :
		Cassé du corps sur ballon	10 – 12	Série 1 : Série 2 :
		Crunch latéral	10	Série 1 : Série 2 :
		Extension des jambes au sol	12 – 15	Série 1 : Série 2 :
Mardi	Entraînement cardiovasculaire par intervalles Niv. intermédiaire			
Mercredi	Abdos	Crunch inversé	10 – 12	Série 1 : Série 2 :
		Cassé du corps sur ballon	10 – 12	Série 1 : Série 2 :
		Crunch latéral	10	Série 1 : Série 2 :
		Extension des jambes au sol	12 – 15	Série 1 : Série 2 :
Jeudi	Entraînement cardiovasculaire par intervalles Niv. intermédiaire			
Vendredi	Abdos	Crunch inversé	10 – 12	Série 1 : Série 2 :
		Cassé du corps sur ballon	10 – 12	Série 1 : Série 2 :
		Crunch latéral	10	Série 1 : Série 2 :
		Extension des jambes au sol	12 – 15	Série 1 : Série 2 :
Samedi	Entraînement cardiovasculaire par intervalles (niv. interm.)			
Dimanche	Repos			

Semaine 4

Jour	Entraînement	Exercice	Reps visées	Reps réalisées
Lundi	Abdos	Groupe 1		
		Chandelle	12 – 15	Série 1 : Série 2 :
		Crunch avec haltères sur ballon	12 – 20	Série 1 : Série 2 :
		Groupe 2		
		Relevé de jambes à la barre	10 – 12	Série 1 : Série 2 :
		Crunch latéral sur ballon	12 – 15	Série 1 : Série 2 :
Mardi	Entraînement cardiovasculaire par intervalles Niv. intermédiaire			
Mercredi	Abdos	Groupe 1		
		Chandelle	12 – 15	Série 1 : Série 2 :
		Crunch avec haltères sur ballon	12 – 20	Série 1 : Série 2 :
		Groupe 2		
		Relevé de jambes à la barre	10 – 12	Série 1 : Série 2 :
		Crunch latéral sur ballon	12 – 15	Série 1 : Série 2 :
Jeudi	Entraînement cardiovasculaire par intervalles Niv. intermédiaire			

Vendredi	Abdos	Groupe 1		
		Chandelle	12 – 15	Série 1 : Série 2 :
		Crunch avec haltères sur ballon	12 – 20	Série 1 : Série 2 :
		Groupe 2		
		Relevé de jambes à la barre	10 – 12	Série 1 : Série 2 :
		Crunch latéral sur ballon	12 – 15	Série 1 : Série 2 :
Samedi	Entraînement cardiovasculaire par intervalles Niv. intermédiaire			
Dimanche	Repos			

Semaine 5

Jour	Entraînement	Exercice	Reps visées	Reps réalisées
Lundi	Abdos	Groupe 1		
		Planche bras tendus sur une jambe	1	Série 1 : Série 2 :
		Relevé de jambes à la barre avec rotation	10 – 12	Série 1 : Série 2 :
		Groupe 2		
		Déroulé sur ballon	10 – 12	Série 1 : Série 2 :
		Regroupement sur ballon avec rotation	12 – 15	Série 1 : Série 2 :
Mardi	Entraînement cardiovasculaire par intervalles Niveau avancé			
Mercredi	Abdos	Groupe 1		
		Planche bras tendus sur une jambe	1	Série 1 : Série 2 :
		Relevé de jambes à la barre avec rotation	10 – 12	Série 1 : Série 2 :
		Groupe 2		
		Déroulé sur ballon	10 – 12	Série 1 : Série 2 :
		Regroupement sur ballon avec rotation	12 – 15	Série 1 : Série 2 :
Jeudi	Entraînement cardiovasculaire par intervalles Niveau avancé			

Vendredi	Abdos	Groupe 1		
		Planche bras tendus sur une jambe	1	Série 1 : Série 2 :
		Relevé de jambes à la barre avec rotation	10 – 12	Série 1 : Série 2 :
		Groupe 2		
		Déroulé sur ballon	10 – 12	Série 1 : Série 2 :
		Regroupement sur ballon avec rotation	12 – 15	Série 1 : Série 2 :
Samedi	Entraînement cardiovasculaire par intervalles Niveau avancé			
Dimanche	Repos			

Semaine 6

Jour	Entraînement	Exercice	Reps visées	Reps réalisées
Lundi	Abdos	Groupe 1		
		Relevé de buste jambes tendues	12-15	Série 1 : Série 2 : Série 3 :
		Rotation des jambes sur ballon	10-12	Série 1 : Série 2 : Série 3 :
		Groupe 2		
		Ciseaux	20-25	Série 1 : Série 2 : Série 3 :
		Cassé du corps sur ballon	10-15	Série 1 : Série 2 : Série 3 :
Mardi	Entraînement cardiovasculaire par intervalles Niveau avancé			
Mercredi	Abdos	Groupe 1		
		Relevé de buste jambes tendues	12-15	Série 1 : Série 2 : Série 3 :
		Rotation des jambes sur ballon	10-12	Série 1 : Série 2 : Série 3 :
		Groupe 2		
		Ciseaux	20-25	Série 1 : Série 2 : Série 3 :
		Cassé du corps sur ballon	10-15	Série 1 : Série 2 : Série 3 :
Jeudi	Entraînement cardiovasculaire par intervalles Niveau avancé			

Vendredi	Abdos	Groupe 1		
		Relevé de buste jambes tendues	12 – 15	Série 1 : Série 2 : Série 3 :
		Rotation des jambes sur ballon	10 – 12	Série 1 : Série 2 : Série 3 :
		Groupe 2		
		Ciseaux	20 – 25	Série 1 : Série 2 : Série 3 :
		Cassé du corps sur ballon	10 – 15	Série 1 : Série 2 : Série 3 :
Samedi	Entraînement cardiovasculaire par intervalles Niveau avancé			
Dimanche	Repos			

Limitez l'apport en glucides

Consommer trop de glucides, surtout au cours d'un même repas, apporte à votre organisme un trop-plein de réserves énergétiques et glycogéniques. Tout ce qu'il n'utilisera pas sera stocké sous forme de graisse. Il est également important de bien choisir les glucides que l'on mange. Les glucides raffinés, appauvris en fibres – pain blanc, riz blanc, biscuits et gâteaux – entraînent des pics de glycémie, ce qui active la sécrétion de l'hormone insuline. Or, un taux d'insuline excessif stimule l'appétit et incite votre corps à stocker de la graisse. Essayez de ne pas manger plus de quatre à six portions de glucides par jour, une portion correspondant à peu près à la taille de votre poing ou à deux tranches de pain.

Préférez les glucides non raffinés, riches en fibres qui permettent une libération lente de l'énergie : fruits, légumes, pain complet, pâtes, riz, pommes de terre, maïs doux.

RÉDUIRE L'APPORT EN CALORIES

REMPLACEZ	PAR	GAIN EN CALORIES
30 g de cheddar doux	15 g de cheddar très fort	70 – 100
Huile de cuisson	Poêle antiadhésive	120 par cuiller à soupe
Pain au chocolat	2 tranches de pain complet tartinées d'extrait de levure en pâte	100
Pop-corn au beurre/sucré	Pop-corn salé	95 par portion de 75 g
Chips	Twiglets	50 par sachet de 25 g
2 biscuits au chocolat	2 gâteaux de riz à la confiture	60
Lasagnes à la viande du commerce	Lasagnes aux légumes	173 par portion de 420 g
Poulet au curry	Poulet tikka	230 par portion de 350 g
Barre de chocolat	Barre pour petit-déjeuner ou aux céréales	150
Cola	Eau	136 par portion de 33 cl
Yaourt crémeux aux fruits	Yaourt maigre	119 par portion de 150 g
1 bière blonde	1 verre de vin blanc sec	74
1 verre de jus de fruit	1 verre moitié jus de fruit/ moitié eau	50

N'oubliez pas les protéines

En réduisant l'apport en calories, vous risquez de voir fondre votre masse musculaire. Il vous faut donc compenser en augmentant votre apport en protéines. Pour ce faire, prévoyez une portion de protéines à chaque repas. Les protéines sont présentes notamment dans le poisson, le poulet, la dinde, les fromages allégés, les œufs, le Quorn, le soja, les haricots, les lentilles et les yaourts. Les spécialistes recommandent d'augmenter l'apport en protéines de 0,2 g par kg de poids corporel, soit 14 g pour une personne de 70 kg, ce qui équivaut à 2 œufs ou à la moitié d'un blanc de poulet. Les études ont également montré que les protéines rassasient plus que les glucides ou les lipides. Si vous lésinez sur les protéines, vous risquez d'avoir faim, même après avoir mangé.

Privilégiez les graisses saines

Les régimes très pauvres en graisse sont mauvais pour la santé et ne font pas forcément maigrir. Un apport modéré en matières grasses de qualité améliore le contrôle de l'appétit et contribue à l'élimination de la masse graisseuse. Évitez les graisses suivantes :

Graisses saturées (d'origine animale) (viandes grasses, produits laitiers à base de lait entier, beurre et tout produit à base d'huile de palme ou de palmiste)

Graisses transformées (hydrogénées) (margarine, produits à tartiner allégés, pâtisseries, tartes, biscuits, barres aux céréales, barres pour petit-déjeuner, gâteaux et produits de boulangerie, glaces, desserts et crèmes desserts)

Préférez-leur les graisses suivantes :

Graisses monoinsaturées (huile d'olive, noix, graines, avocats, huile de colza)

Graisses essentielles riches en oméga 3 (poissons gras, noix, huiles riches en oméga 3 et œufs riches en oméga 3)

Selon les recherches menées dans ce domaine, un rééquilibrage de l'apport en matières grasses contribue à la perte de poids, améliore le transport de l'oxygène vers les cellules, stimule le métabolisme et abaisse le taux de cholestérol dans le sang.

Prenez 5-6 petits repas par jour

Ne sautez jamais un repas, même si vous êtes très occupé. Espacer les repas de plus de quatre heures sape non seulement l'énergie, mais entraîne en plus une perte

NOMBRE DE PORTIONS RECOMMANDÉ POUR CHAQUE GROUPE D'ALIMENTS

Groupe d'aliments	Nomre de portions par jour	Aliments	Taille des portions
Légumes	3–5	**1 portion = 80 g**	
		Brocoli, chou-fleur	2–3 pointes/fleurs
		Carottes	1 carotte
		Pois	3 cuillers à soupe
		Autres légumes	3 cuillers à soupe
		Tomates	5 tomates cerises
Fruits	2–4	**1 portion = 80 g**	
		Pomme, poire, pêche, banane	
		Prune, kiwi, mandarine,	1 fruit moyen
		clémentine	1–2 fruits
		Fraises	8–10
		Raisin	12–16
		Fruits en boîte	3 cuillers à soupe
		Jus de fruit	1 verre moyen
Céréales et pommes de terre	4–6	Pain	2 tranches
		Petits pains/muffins anglais	1 pain
		Pâtes ou riz	6 cuillers à soupe
		Céréales pour petit-déjeuner	1 bol
		Pommes de terre, patates douces, igname	Taille de votre poing

Aliments riches en calcium	2-4	Lait ou lait de soja enrichi en calcium	1 tasse moyenne
		Fromage	Équivalent de 4 cubes
		Tofu	Équivalent de 4 cubes
		Sardines en boîte	1-2 cuillers à soupe
		Yaourts/fromage frais	1 pot
Aliments riches en protéines	2-4	Viande maigre	1-2 tranches (40-80 g)
		Volaille	2 tranches moyennes/ 1 blanc
		Poisson	1 filet
		Œufs	2
		Lentilles/haricots	Taille de votre paume
		Steak ou saucisse de tofu/soja	1-2
Graisses et huiles de qualité	1	Noix et graines	1 cuiller à soupe bombée
		Huiles de graines, huiles de noix	1 cuiller à soupe
		Avocat	Un demi
		Poissons gras*	Taille de votre paume

*Les poissons gras sont très riches en graisses essentielles. Une seule portion par semaine devrait couvrir vos besoins.

musculaire du fait que l'organisme doit puiser son énergie dans ses réserves protéiniques. Prenez cinq à six petits repas répartis dans la journée : petit-déjeuner, déjeuner et dîner séparés par deux ou trois en-cas sains. La prise régulière de repas moins importants maintient votre métabolisme en forme (il brûle 10 % de plus de calories pendant deux heures après chaque repas), ce qui vous permet d'éliminer plus de calories chaque jour.

Ne mangez pas trop le soir

Oubliez les dîners copieux si vous voulez devenir et rester mince ! Si vous mangez trop le soir, la majorité des calories ingérées sera stockée sous forme de graisse. Essayez de concentrer le gros de votre apport en calories le matin et l'après-midi, réparti sur le petit-déjeuner, le déjeuner et deux ou trois en-cas, de manière à augmenter votre taux métabolique et à favoriser l'élimination des graisses.

Passez au vert

Les légumes contribuent à la sensation de satiété sans faire exploser votre apport quotidien en calories. Trois bonnes branches de brocoli ne contiennent pas plus de 45 calories, soit l'équivalent d'un carré de chocolat. Essayez de mettre au menu trois à cinq portions de légumes et au moins deux portions de fruits par jour. Allez-y doucement sur les glucides et les lipides le soir et remplissez-vous plutôt l'estomac avec beaucoup de légumes et de fruits frais. Efforcez-vous de remplacer la moitié de votre ration habituelle de pâtes (ou autre aliment) par des carottes, des brocolis, des haricots verts ou du chou-fleur. Ainsi vous n'aurez pas l'impression de manger moins.

Dites non au grignotage

Les casse-croûte et autres grignotages sont très riches en sucre, en graisses saturées et en sel - tous des ennemis de l'énergie. Pire : ils vous incitent à trop manger, car ils sont peu rassasiants et n'entament en rien votre appétit. Préférez les aliments à faible index glycémique (libération lente) qui apportent vitamines, sels minéraux et fibres sans perturber la glycémie.

N'oubliez pas de compter l'alcool

L'alcool peut favoriser le stockage des graisses. Il est calorique, exerce une pression inutile sur le foie et entrave la récupération après un entraînement intensif. Limitez votre consommation d'alcool : pas plus de 21 unités pour les hommes et 14 pour les femmes par semaine (1 unité correspond à un demi de bière ordinaire (25 cl) ou à un petit verre (12,5 cl) de vin).

Équilibrez votre glycémie

Consommez des aliments à faible index glycémique qui favorisent une libération lente du glucose dans le sang : flocons d'avoine, haricots, lentilles, légumes et fruits. Associez les glucides à des protéines maigres ou des matières grasses saines afin de permettre une libération régulière de l'énergie. Essayez par exemple les pommes de terre en robe des champs accompagnées de thon ou d'un filet d'huile d'olive.

Équilibrez votre alimentation

Dans la mesure du possible, mangez le nombre quotidien de portions recommandé pour chaque groupe d'aliments (p. 66-67).

Menus

Prenez chaque jour trois repas (petit-déjeuner, déjeuner et dîner) et deux ou trois en-cas sains. Voici quelques suggestions de menus pour la première semaine de notre programme.

Menu du 1er jour

Petit-déjeuner	Porridge aux raisins secs Mélanger 45 g de flocons d'avoine, 20 cl de lait écrémé, ou demi-écrémé et 2 cuillers à soupe (3 cl) de raisins secs
Déjeuner	Sandwich de dinde à la roquette Garnir un morceau de 100 g de pain coupé, en deux de 40 g de dinde coupés en tranches, de 2 cuillers à café de mayonnaise allégée d'une poignée de roquette et de tranches de tomates 1 portion de fruits frais
Dîner	Thon sauté aux épinards et aux pignons 85 g d'ananas ou de pêche en conserve
En-cas	1 yaourt aux fruits allégé 1 tranche de pain complet tartiné d'1 cuiller à café d'huile d'olive et de 2 cuillers à café de confiture

Thon sauté aux épinards et aux pignons

- Faire chauffer une poêle à revêtement antiadhésif. Quand elle est très chaude, y faire dorer 2 mn de chaque côté 150 g de steak de thon badigeonné d'huile d'olive. Retirer du feu.
- Laver 125 g d'épinards frais, les jeter dans une casserole et les faire tomber à feu doux (épinards en sachet : ajouter 1-2 cuillers à soupe d'eau). Égoutter, verser dans la poêle, ajouter 1 cuiller à café (5 ml) d'huile d'olive et 1 cuiller à café (15 ml) de pignons, saler et poivrer légèrement. Disposer dans le plat de service et garnir avec le thon et une tranche de citron. Accompagner d'une pomme de terre moyenne en robe des champs (125 g après cuisson).

Menu du 2e jour

Petit-déjeuner	Müesli aux fruits Mélanger 40 g de müesli (fait maison ou du commerce) avec 12,5 cl de lait écrémé ou demi-écrémé et 125 g de fraises ou de pêches en tranches
Déjeuner	Salade d'épinards, de roquette et d'avocat Dans un grand saladier, mélanger une poignée de feuilles d'épinards et de roquette. Ajouter un demi-avocat coupé en tranches fines 1 cuiller à soupe (15 ml) de noix (p. ex. noix cajou, noix, cacahuètes) et 1 cuiller à soupe (15 ml) de vinaigre balsamique ; 1 petit pain complet badigeonné de 2 cuillers à café (10 ml) d'huile d'olive
Dîner	Brochettes de poulet aux légumes, sauce au yaourt 1 portion de fruits frais
En-cas	1 pomme et 1 grosse banane 2 pains suédois tartinés de 2 cuillers à café de beurre de cacahuètes

Brochettes de poulet aux légumes, sauce au yaourt

- Faire d'abord la sauce : mélanger 2 cuillers à soupe (3 cl) de yaourt nature avec 1 petite gousse d'ail écrasée, 1 cuiller à soupe (15 ml) de jus de citron et une demi-cuiller à soupe (2,5 ml) de menthe hachée. Couper une escalope de poulet en gros morceaux. Recouvrir de la sauce au yaourt et laisser mariner 1 heure au réfrigérateur.
- Préchauffer le gril. Dresser deux brochettes en alternant les morceaux de poulet, des tomates cerises, des tranches de courgettes et des morceaux de poivron jaune et faire griller 15 mn environ. Tourner et recouvrir les brochettes du reste de marinade pendant la cuisson. Servir avec le reste de marinade réchauffé et accompagner de 3 cuillers à soupe bombées de riz cuit (150 g après cuisson).

Variante végétarienne : remplacer le poulet par 100 g de tofu

Menu du 3e jour

Petit-déjeuner

Yaourt aux fruits
Dans un bol, mélanger 85–125 g de fruits frais (p. ex. dés de mangue, rondelles de bananes, fraises, framboises, myrtilles) avec 150 g de yaourt biologique. Ajouter 1–2 cuillers à café rases (5-10 ml) de miel.

Déjeuner

Soupe de carottes au cheddar
30 cl de soupe fraîche de carottes à la coriandre (faite maison ou du commerce), accompagnés d'une grande tranche de pain complet grillé badigeonné d'un peu d'huile d'olive et garnie de 2 cuillers à soupe (30 ml) de cheddar râpé.

Dîner

Poulet grillé aux pâtes
50 g de yaourt glacé allégé garni de 85 g de fraises (en tranches), de framboises ou de myrtilles.

En-cas

1 petite banane et 4 abricots secs
1 petit pain complet tartiné d'1 cuiller à café de pâte à tartiner et d'extrait de levure en pâte

Poulet grillé aux pâtes

- Faire griller 125 g de blanc de poulet badigeonné d'huile d'olive. Accompagner de 3 cuillers à soupe bombées (150 g après cuisson) de pâtes (complètes de préférence) et de 225 g de légumes cuits à la vapeur (p. ex. carottes, brocoli, courgettes, haricots verts).

Variante végétarienne : remplacer le poulet par un steak de soja grillé

Menu du 4e jour

Petit-déjeuner	Muffin anglais grillé à la confiture Badigeonner 1 muffin au blé complet grillé d'1 cuiller à soupe d'huile d'olive et garnir avec 2 cuillers à café rases (2 x 5 ml) de confiture 1 portion de fruits frais
Déjeuner	Bagel au poulet, sauce pesto 1 portion de fruit frais
Dîner	Poisson grillé aux légumes rôtis
En-cas	1/2 muffin anglais garni d'1 cuiller à café de pâte à tartiner ; 1 petit fruit (p. ex. mandarine) 1 banane mélangée avec 2 cuillers à soupe de yaourt nature allégé

Bagel au poulet, sauce pesto

- Dans une assiette, assaisonner 85 g de blanc de poulet avec 0,5–1 cuiller à café (2,5–5 ml) de basilic ou de thym séché, 1 pincée de paprika et 1 cuiller à café (5 ml) d'huile d'olive. Faire revenir dans une poêle à revêtement antiadhésif à feu moyen jusqu'à ce que la viande soit cuite.
- Badigeonner les moitiés de bagel d'1 cuiller à café (5 ml) de pesto rouge et recouvrir d'une poignée de roquette et de quelques tranches de tomates. Couper le poulet en fines lamelles et disposer celles-ci sur les tranches de pain. Saupoudrer de poivre noir du moulin.

Poisson grillé aux légumes rôtis

- 120 g de filet de poisson maigre grillé (p. ex. cabillaud ou haddock) OU 3 cuillers à soupe (100 g) de haricots en boîte (p. ex. haricots pinto, pois chiches, haricots rouges) accompagnés de 225 g de légumes (p. ex. courgettes, poivrons, oignons, aubergines, tomates) recouverts d'1 cuiller à soupe d'huile d'olive, d'1 gousse d'ail écrasée et de romarin, et rôtis au four à 200 °C (thermostat 6) pendant 30 mn environ. Servir avec une pomme de terre en robe des champs (125 g après cuisson). Relever avec un filet d'huile d'olive.

Menu du 5e jour

Petit-déjeuner	Pain grillé au miel (ou à la confiture) 1 tranche de pain complet grillé tartinée avec 2 cuillers à café (10 ml) d'huile d'olive et 2 cuillers à café (10 ml) de miel (ou de confiture) 1 portion de fruit frais
Déjeuner	Pomme de terre farcie et salade 1 pomme de terre moyenne en robe des champs (125 g après cuisson) farcie avec 45 g de thon en boîte au naturel (égoutté) mélangé avec 1 cuiller à soupe de maïs doux et 2 cuillers à café (10 ml) de mayonnaise allégée Mesclun de salade assaisonné avec 1 cuiller à soupe d'huile d'olive Variante végétarienne : remplacer le thon par 1-2 cuillers à soupe (15-30 ml) d'houmous 1 portion de fruit frais
Dîner	Salade de riz au poulet 1 pot (150 g) de yaourt nature mélangé avec 3 abricots secs hachés
En-cas	1 morceau de fruit frais avec 1 cuiller à soupe de noix ou de graines 1 petit bol (25 g) de flocons de son/maïs mélangés avec 15 cl de lait écrémé

Salade de riz au poulet

- Faire d'abord la sauce : mélanger 1 cuiller à soupe d'huile d'olive, le jus d'un demi-citron, 1/2 cuiller à café de moutarde, la moitié d'une gousse d'ail écrasée et 1 cuiller à soupe d'estragon haché.
- Mélanger les ingrédients suivants dans un saladier : 3 cuillers à soupe de riz complet ou blanc cuit (150 g après cuisson), la moitié d'un poivron rouge (coupé en fines rondelles), 8 tomates cerises et 60 g de poulet cuit. Ajouter la sauce et bien mélanger.

Variante végétarienne : remplacer le poulet par 85 g de haricots en boîte (p. ex. haricots rouges)

Menu du 6e jour

Petit-déjeuner

Mousse de fruits frais
Placer dans le bol d'un mixer ou d'un robot de cuisine 225 g d'un mélange de fruits frais (p. ex. nectarine, melon, banane, orange), 20 cl de jus de fruit et 1 poignée de glaçons. Mixer 45 secondes environ jusqu'à obtention d'une consistance mousseuse.
Servir immédiatement

Déjeuner

Canapé au guacamole et à la tomate
Garnir une fine tranche de pain d'1 cuiller à soupe bombée (45 g) de guacamole (fait maison ou du commerce), de fines tranches de tomate et d'un poivron rouge coupé en fines rondelles.
Accompagner d'un mesclun de salade assaisonné d'un filet d'huile d'olive
1 pot (15 cl) de yaourt nature mélangé avec 1 cuiller à soupe (15 g) de fruits secs (p. ex. raisins ou abricots hachés)

Dîner

Poulet sauté au brocoli

En-cas

5 noix du Brésil ou noix
1 petit pain au lait

Poulet sauté au brocoli

- Dans une poêle, faire sauter 2–3 mn à feu vif 85 g de blanc de poulet (coupé en lamelles) dans 1 cuiller à soupe (15 ml) d'huile d'olive sans cesser de remuer. Retirer le poulet du feu. À la place, faire revenir la moitié d'un petit oignon haché, 60 g de fleurs de brocoli et un peu de gingembre frais râpé pendant 1 mn. Réchauffer le poulet dans la poêle.
- Servir avec 4 cuillers à soupe de nouilles cuites (230 g après cuisson) et saupoudrer d'1 cuiller à soupe (15 g) de noix de cajou.

Variante végétarienne : remplacer le poulet par 85 g de tofu

Menu du 7e jour

Petit-déjeuner	Céréales aux fruits 45 g de flocons de son (ou autres céréales de son/complètes) mélangés avec 1 portion de fruits frais (p. ex. banane en rondelles, abricot en morceaux, fraises ou pomme râpée) et 12,5 cl de lait écrémé ou demi-écrémé
Déjeuner	Salade de haricots beurre au thon 1 portion de fruits frais
Dîner	Hamburger à la dinde sur pain ciabatta 1 grand bol (125 g) de salade de fruits frais (faite maison ou du commerce)
En-cas	1 yaourt liquide (20 cl) 1 cracker au blé entier accompagné d'1 cuiller à soupe de houmous et de bâtonnets de carotte, de concombre et de céleri

Salade de haricots beurre au thon

- Disposer 50 g de cresson (ou d'une autre salade) sur une assiette. Garnir de 100 g de thon au naturel en boîte (égoutté et rincé) émietté. Terminer avec 100 g de haricots beurre.
- Verser 1 cuiller à soupe de sauce préparée avec 1 cuiller à soupe d'huile d'olive, quelques gouttes de citron, du sel et du poivre.

Variante végétarienne : remplacer le thon par 100 g d'une autre variété de haricots (p. ex. haricots rouges ou flageolets)

Hamburger à la dinde sur pain ciabatta

- Pour quatre parts : mélanger 225 g de dinde maigre hachée (ou d'une autre viande), la moitié d'un petit oignon haché, 1 gousse d'ail écrasée, 1 cuiller à café (5 ml) de persil frais haché. Saler, poivrer. Confectionner 4 steaks, les placer sur une plaque de four. Arroser d'huile d'olive et cuire au grill chaud 10-15 mn en les retournant souvent.
- Pendant ce temps, faire griller 4 tranches de pain ciabatta. Recouvrir les tranches de pain de feuilles de salade et garnir avec les steaks. Chaque hamburger représente une portion. Accompagner de mesclun de salade assaisonné avec 1 cuiller à soupe d'huile d'olive.

Variante végétarienne : remplacer les steaks de dinde par des steaks de noix (faits maison ou du commerce)

Autres idées de menus et d'en-cas

Petit-déjeuner

Pain complet grillé au miel et yaourt

Porridge préparé avec du lait écrémé et quelques raisins secs

Müesli, Weetabix, Shreddies ou Shredded Wheat avec du lait écrémé et fruit frais

Salade de fruits frais, yaourt et graines de tournesol

Bagel ou muffin anglais grillé et fruits frais

En-cas du matin

Fruit frais

Yaourt fouetté fait maison ou du commerce

Une poignée de noix de cajou ou de cacahuètes et de raisins secs

Une poignée de fruits secs : raisins, abricots, dattes, myrtilles, mangue

Déjeuner

Pâtes avec sauce à la tomate et aux légumes et fromage râpé

Sandwich au pain complet au poulet, thon, beurre de cacahuète ou cottage cheese et salade

Pomme de terre en robe des champs et haricots blancs à la sauce tomate accompagnés d'une bonne portion de salade

Soupe de lentilles, de poulet ou de haricots accompagnée d'un petit pain complet et de salade

Petit pain complet ou pain pita fourré à la dinde et salade

Pâtes au thon et au maïs

Haricots blancs à la sauce tomate sur toast et salade

Houmous avec crudités et tranches d'avocat

Saumon fumé et salade

En-cas de l'après-midi

Gâteaux de riz et beurre de cacahuète

Fruit frais et yaourt

Milk-shake préparé avec du lait écrémé, un fruit frais et du yaourt

Mélange de graines de sésame et de tournesol et raisins secs

Dîner

Poisson grillé ou au four avec pomme de terre en robe des champs (facultatif) et légumes à la vapeur

Tofu aux crevettes ou mariné et légumes sautés au riz complet (facultatif)

Blanc de poulet ou de dinde grillé, accompagné de salade et de pommes de terre nouvelles (facultatif)

Dinde, lentilles ou Quorn et curry végétarien

Paella au poulet ou aux légumes

Chili aux haricots et salade

Soupe de lentilles et de légumes

Bolognaise préparée avec de la dinde ou du bœuf haché ou Quorn aux pâtes (facultatif) et aux légumes

Brochettes de viande maigre ou de tofu mariné, poivrons, courgettes, champignons et tomates accompagnées de riz complet (facultatif)

Sardines grillées (ou un autre poisson gras) accompagnées de légumes méditerranéens grillés

6 Entretien

Bravo : vous avez terminé votre programme d'entraînement ! Nous espérons que vous avez atteint les objectifs que vous vous étiez fixés et que vous êtes satisfait par les résultats obtenus.

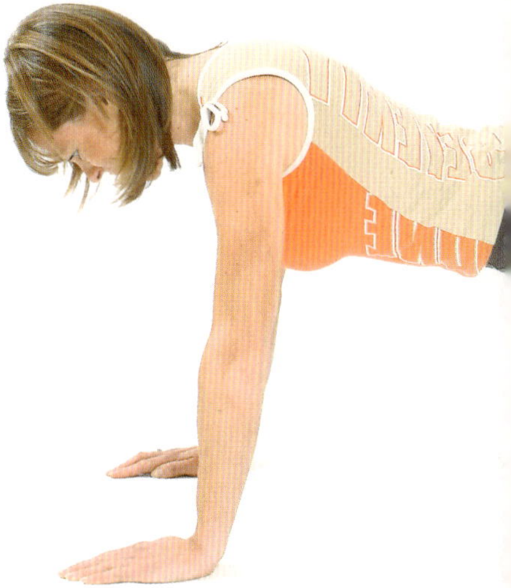

Continuez sur votre lancée

Ce programme d'entraînement de six semaines vous a fait découvrir de nouveaux exercices et vous a appris à adopter de meilleures habitudes tant sur le plan de l'alimentation que de l'activité physique. Mais le programme ne prend pas fin avec le livre. Faites une petite pause – une semaine par exemple –, puis attelez-vous à un nouvel objectif. Si vous voulez éliminer plus de graisses, vous pouvez recommencer le programme ou intégrer une bonne partie des éléments positifs de ce dernier dans un projet à plus long terme pour garder vos abdos en béton et maintenir votre forme générale.

Respectez les règles suivantes :

- Efforcez-vous de faire trois séances d'exercices cardiovasculaires de 20 minutes minimum chaque semaine.
- Variez les exercices le plus souvent possible pour éliminer plus de calories, rester motivé et limiter les risques de blessure.
- Surveillez votre fréquence cardiaque ou servez-vous de votre EEP pour vous assurer que vous faites travailler suffisamment votre corps à chaque entraînement
- Essayez de faire au moins deux séances d'abdominaux par semaine. Choisissez l'un des six entraînements proposés dans le livre et variez les exercices le plus possible.
- Évitez de travailler vos abdos deux jours de suite. Il est conseillé d'intercaler un jour de repos entre deux entraînements.
- Relisez les « Conseils pour les exercices » p. 4-5 pour être sûr de ne pas prendre de mauvaises habitudes.
- Gardez constamment la bonne posture quand vous êtes debout, assis ou en train de marcher (p. 4).
- Continuez à manger sainement : relisez les conseils du chapitre 5 et inspirez-vous de notre plan alimentaire et des suggestions de menus dans votre alimentation quotidienne.

Bonne chance !

Index